养肝三杯茶

你会喝吗？

吴大真 著 良石 整理

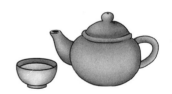

中国人口出版社
China Population Publishing House
全国百佳出版单位

图书在版编目（CIP）数据

养肝三杯茶你会喝吗？/ 吴大真著；良石整理. --
北京：中国人口出版社，2017.3
（健康三杯茶书系）
ISBN 978 - 7 - 5101 - 4060 - 0

Ⅰ. ①养… Ⅱ. ①吴… ②良… Ⅲ. ①柔肝 — 茶谱
Ⅳ. ①R256.4②TS272.5

中国版本图书馆 CIP 数据核字（2017）第 002957 号

健康三杯茶书系
养肝三杯茶你会喝吗？
吴大真　著　良石　整理

出 版 发 行	中国人口出版社
印　　　刷	北京凯达印务有限公司
开　　　本	710 毫米 × 1000 毫米　1/16
印　　　张	17.375
字　　　数	180 千字
版　　　次	2017 年 3 月第 1 版
印　　　次	2017 年 3 月第 1 次印刷
书　　　号	ISBN 978 - 7 - 5101 - 4060 - 0
定　　　价	35.00 元

社　　　长	邱　立
网　　　址	www.rkcbs.net
电 子 信 箱	rkcbs@126.com
总编室电话	（010）83519392
发行部电话	（010）83530809
传　　　真	（010）83519401
地　　　址	北京市西城区广安门南街 80 号中加大厦
邮　　　编	100054

前 言
PREFACE

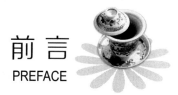

　　对我来说，人生最惬意的事就是在闲暇之余品茗三杯。

　　每当黄昏降临，我总喜欢呼朋引伴一起来品茶聊天。众人一起聆听琴声、翻阅诗书，不时饮用甘霖滋润身心。每个人都能各抒己见、无拘无束。边品边谈，身心感到和谐而快乐，工作的困扰和日常的烦恼都随茶香而烟消云散。俗话说："人生不如意十之八九"，没有谁的人生是一帆风顺的，我们每个人都在红尘中修炼自己。然而，置身于这滚滚红尘中，有时候我感觉自我被淹没在茫茫人海中，忘记了最初的存在。身体走的太快，灵魂跟不上了。这个时候，最好的做法就是停下来，静静地品茶三杯。无论胸中淤积了多少烦闷都将随袅袅茶香飘散空中。从某种意义上说，每天三杯茶是身心健康的修行课。

　　由于兴趣和工作的缘故，我与茶结识已有50多年的历史。从单纯的喜欢到深入的了解，再到专业的研究，这经历了一个循序渐进的过程。现在我对茶的认识不再局限于狭隘的茶之定义，而是扩展到广义的花茶、药茶等类别。茶的作用也不再局限于怡情解闷，而是真正具有养生功效——帮助人们预防和祛除各种疾病。这就是茶养生的起源。我的这些研究成果大都微不足道而又粗陋浅薄，不足之处尚有很多。我只是想通过自己的一份绵薄之力，让更多人了解

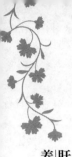

茶对健康的作用，让茶成为每个人的日常好朋友。然而，出乎我意料的是，不少出版业朋友看到之后，认为这些研究成果具有传播于世的价值，于是我只好不顾卑陋，委托他们汇编成册，希望更多人看到。幸运的是，我的茶养生图书受到广大读者的喜爱和欢迎，不仅于此，我也受到许多电视台养生栏目的邀请，竭尽全力为大家做了茶养生的节目。就这样，从一个很小的兴趣点出发，不知不觉我竟成了"茶养生专家"。其实，我的初心是很简单的——因为我自己受益于茶，所以希望越来越多的人也能从茶中受益，收获健康的福报。

诚然，健康是工作的本钱，不管你有多大的权势和多么惊人的财富，不管你有多么美好的梦想和多大的雄心，一旦失去健康，一切都将化为泡影，如落花付诸流水。现代社会，我们的生活越来越不符合天地人的自然运行规律，从而造成各种疾病的发生。经过我的观察和研究，我发现当人"不守规矩"的时候，最受伤的地方是我们的肝。比如，一个简单的该吃饭的时候吃饭，该睡觉的时候睡觉，可是有多少人能够做到呢？吃饭的时候我们在想工作的事情，睡觉的时候我们又偏偏想起陈年往事扰乱心思难以安眠。《黄帝内经》中记载："人卧血归于肝。"也就是说，当人睡觉休息的时候，肝脏的血液供应才能充足，从而保证肝脏的排毒功能顺利进行，受损的肝细胞才能得到修复。所以，要想保护好肝脏，晚上11点之前入睡是非常必要的。此外，还有暴饮暴食、过量饮酒、滥用药物、情绪暴躁等现代人混乱的生活习惯，为我们的肝带来了过重的负担。

我接触过不少患有肝病的人，也见过很多肝不舒服身心疲惫不堪的亚健康人群，他们的痛苦让我有着切肤之感。自古以来，中医都将"肝"喻为木，所以养肝就像守护生命之树一样，如果肝损伤了，就像生命之树枯萎了一样，后果不堪设想。那么，现代人应该如何养肝呢？我将这一问题与自己几十年的茶研究经验相结合，从而萌发了创作《养肝三杯茶》的想法。我认为，我们最便捷的养肝方式是饮茶。为什么这么说呢？打个比方，肝就像鱼，茶就像水，有水的滋润和养护，肝就会获得健康。要想让肝的活力长存，我们就有必要养成喝茶的习惯。说到喝茶，我建议要打破常规茶饮的概念，除了绿茶、红茶、乌龙茶之外，我们可以将中草药进行煎茶来饮用，可以称之为药茶。既有药的功效，又有爽口润心的一面，可谓一箭双雕、两全其美。

关于本书，很多养生界朋友认为这是国内第一本以茶养肝的大众图书，在此之前，市场在这一块基本是个空白。能够得到这样的评价，真让我受宠若惊。本书得以顺利出版，我首先感谢中国人口出版社的编辑老师及北京良石嘉业的石永青先生，是他们的深度策划和精心整理，才使这部装帧精美的书得以与您相遇。希望这本养肝之书能够唤起您对肝的关注和了解茶养肝的相关知识和具体方法。我不敢奢望这本书流传千古，只愿能及时为您提供些微的参考和指导，我就感到心满意足了。正所谓，度人者人恒度之。

最后，我衷心祝愿每个读者都能静享人生三杯茶，该吃饭的时候吃饭，该睡觉的时候睡觉，遵循天地人平衡规律，以袅袅茶香为肝涤风尘、注能量，从而呵护生命之树长青！

2017年1月

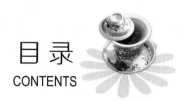

目录
CONTENTS

下　篇　茶为药，肝病离你十万八千里

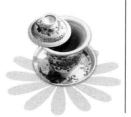

上 篇

茶养肝，健康常伴你身边

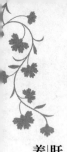

第一章　生命之树不能倒，肝的中医原理要明了

第一节　为什么说"养肝就像养护生命之树"

读者问：我曾看到一张养肝的宣传画，将肝画成栩栩如生的树木形状，那些危害人体健康的病毒细胞就像一只只的虫子。吴教授，肝脏难道真的与树木有所联系？能不能给我们具体讲一讲其中的道理？

关于肝脏，《黄帝内经·素问》中说："肝者，将军之官。"这句话告诉我们，肝脏是守护人体的法门，具有无可替代的作用。另外，从古人解字的角度来说，所谓"肝"字，即"月"之"干"也。这里的"月"是指身体，"干"是指"盾牌"。两者合二为一的解释是，肝即是守护人体脏器的器官。

中医认为，人体的五脏与五行有着天然的对应关系。所以，根据古代医书的论述，我们知道：肝属木、心属火、脾属土、肺属金、肾属水。由此可见，自古以来，中医都将"肝"喻为木，所以养护肝脏就像守护生命之树一样，只有从生活细处对肝脏进行护养，不让肝脏遭受诸如酒精、油腻食物和激素、垃圾食品的虐待，并做到不熬夜、不频繁生气，才能够使肝脏这棵生命之树枝叶繁茂，茁壮成长。

说得更通俗一些，肝脏就好比自来水管道的过滤器，如果不注重过滤器的保养，长此以往将会出现水质浑浊、有异味，管道生锈、甚至堵塞不出水等情况，最终影响身体健康。所以，我们必须要保护好肝脏，以免肝脏受损和发生病变。那么，有哪些人群需要注重肝脏的养护呢？

青年人养肝保活力，中年人养肝壮筋骨，老年人养肝延天年。男人养肝护肝体魄健壮，女人养肝护肝美容貌。所以说，我们每一个人都需要注重对肝脏的护理，我们对肝脏多一分养护，肝脏就会回报我们一份健康。

听我这么说，有些朋友可能就要问了，吴老师，我身体棒棒的，每天睡得好，吃得香，有必要那么注意细节吗？对于这个疑问，我必须先要声明一点，我这里说的"养肝"，并不是让你过分溺爱肝脏，比如绝不吃任何油腻的食物，绝不喝酒、绝不熬夜。要知道，人都有知味之觉，都有亲朋好友和日常应酬，倘若如此严格恪守养生之道，那我们的人生岂不失去了生活的乐趣？我这里所说的养肝，是指不要过分伤害我们的肝脏，日常生活中大家尽可能做到以下几点就可以了。

第一，养肝开心最重要。中医认为，肝主疏泄，其最大特性是喜条达、恶抑郁。也就是说，肝脏就像一株树木，只有在不受束

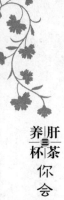
缚、轻松愉悦的状态下才会枝叶舒展、快乐生长。反之，当一个人生气时，肝就会被"堵"，比如有人说"气得肝疼"，这是因为生气会导致两侧肋部胀痛，严重者会影响到乳腺及甲状腺的健康情况，甚至有些女性朋友会因为情绪不佳而导致月经不调或失眠。所以说，要想养好肝，首先要保持情绪愉悦。

第二，养肝需要远烟酒。据医学调查显示，在肝癌患者中，吸烟者的死亡率是不吸烟者的1.6～1.7倍，因为吸烟会影响肝脏的脂质代谢，使肝病患者的病情急剧恶化。而对于酒，我们听到最多的一句话就是"饮酒伤肝"。目前为止，还没有出现任何一种药物，能够防止酒精对肝脏的损伤。尤其是空腹饮酒时，酒精会很快进入血液，不仅会对肝脏造成严重伤害，而且会伤及其他脏器。当一个人饮酒后，90%～95%的酒精在肝脏进行代谢，这在无形中增加了肝脏的耗氧量。如果是慢性肝病患者，则会导致肝脏出现缺氧性坏死，从这个角度来说，肝功能不好的人饮酒无疑是饮毒。

所以，对于健康人群来说，要做到不吸烟、少喝酒；而对于肝脏功能不好的人来说，最好做到不吸烟、不喝酒。如果不得已必须应酬，在饮酒前可以先吃一些维生素来保护肝脏，而且饮酒的量要少，速度要慢。

第三，早睡习惯可养肝。现如今，人们的夜生活越来越丰富，尤其在繁华的大都市，凌晨一两点时很多街道依然灯红酒绿、热闹非凡。有些人就算不出门，上网聊天、玩游戏、看手机也会熬夜到很晚。晚上子时（23:00～1:00）是肝脏进行自我修复的时间，如果这个时间已经进入深睡眠，则有助于肝脏功能的恢复。如果此时还在熬夜，肝脏将会失去动力，其解毒功能也会下降。当身体内的毒素无法彻底清除，痘痘、色斑等皮肤问题将呈现在脸上。所以，一个人要想肝脏好、不长痘、不上火，就一定要做到每天晚上10点前上床睡觉，10点半时进入深睡眠状态。

第四，闭目养神，肝气十足。中医认为，肝开窍于目，主藏血。也就是说，肝脏中储藏着丰富的血液，其主要作用是保护眼睛、维持视力。然而，现代人大部分时间不是看电脑，看手机，就是玩游戏，这种过度用眼行为导致肝气虚弱、肝血不足。面对这一问题，最有效的方法就是闭目养神。比如，在用眼期间，每隔半小时可闭上眼睛休息3～5分钟。平时不忙的时候，多去公园、田野等花草多的地方逛逛，开阔视野。

第五，运动也养肝。有医学研究指出，每天运动10分钟以上，可以使肝脏在最好的状态下进行工作。尤其对于患有脂肪肝的病人来说，每天坚持快走30分钟或者慢跑15分钟，是肝病康复的最佳选择。除此之外，也可以根据自己的爱好选择骑车、太极拳、游泳、瑜伽等运动项目。当然，运动不仅对肝脏有好处，对心脏、肺、消化系统等器官也具有极大的益处。

养肝护体三杯茶

◇1. 乌龙金银花茶

【原料】乌龙茶5克，金银花干品3克，杭菊花5朵，罗汉果1/4个。

【制法】将以上4味茶料放入杯中，以沸水冲泡，加盖闷8分钟即可。

【用法】每日1剂。

【功效】养肝排毒、降火、消脂、降胆固醇、润肠通便等功效。

【主治】本茶方可治心胸烦热、肿毒、目赤、眩晕等病症，常喝此茶可减轻肝脏负担。

◇ 2. 玫瑰橘络茶

【原料】玫瑰花5克，橘络5克，绿茶3克。

【制法】将以上3味茶料置入杯中，以沸水冲泡。

【用法】每日2剂。

【功效】疏肝解郁、活血通络等功效。

【主治】本茶方可治肝胃气痛、食少呕恶、伤酒口渴病症。

◇ 3. 明决子绿茶

【原料】明决子6克，绿茶5克。

【制法】将明决子、绿茶一同放入杯中，倒入沸水冲泡，加盖闷5分钟即可。

【用法】每日1剂。

【功效】养肝益肾、降火明目、排毒、调节肠胃、润肠通便等功效。

【主治】本茶方可治肝火旺、视物模糊、大便干结等病症。

第二节　肝主疏泄，情志舒畅肝要棒

读者问：我有一位老同学从事商务推广和谈判工作，经常烟酒不离，还总是熬夜，有时候因为担心项目谈判不下来，老是失眠，视力也有些下降。白天上班时走神，回到家也总是控制不住发脾气，去医院检查也没发现有什么问题。几个月前，亲戚建议他去看中医，医生说他肝火旺，推荐他喝杞菊决明子茶。前几天，又见到这位老同学，感觉他气色好了很多，脾气也比原来好了。吴教授，像我这位同学，为什么喝杞菊决明子茶会有如此好的效果呢？

肝脏是人体重要的脏器，除了分解代谢、解毒等功能以外，肝还掌管着人体疏泄，具有调节精神、舒畅情志的重要功能。在当今社会，无论是家庭生活，还是工作、社会交往都是短平快，整个社会都在追求效率和结果。这样一来，大多数人都会屈服于生活的巨大压力，疏于照顾自己的身体。

殊不知，生活的压力越大，我们越应该照顾好自己，要知健康的身体才是我们在社会上拼打的本钱。那么，年轻人要如何照顾自己呢？其中对肝脏的养护便是首当其冲的。

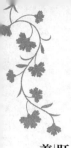

说起肝脏养生，一般人都有这样的观点：第一，我的肝功能很好，每年体检都没有问题，所以我暂时不需要过分注意；第二，我的肝部虽然有点脂肪肝或者酒精肝，但属于轻微的，只要日常注意饮食，不过分摄入脂肪和嗜烟酒即可。

今天，我在这里必须要郑重地讲一下，以上两种观点都是不正确的。要知道，肝脏本身具有解毒和防御功能这一特殊性，肝部发病初中期，一般的体检大都发现不了什么异常，既然你的肝脏已经表现出异常症状，则说明问题已经比较严重了。

另外，据医学统计，近年来导致肝部发生病变，除酒精、脂肪过分摄入这一原因外，与人的心理状态、社会文化背景、人际交往等引起的精神紧张与适应不良（生闷气、生大气、长期压抑）也有极大关系。如果一个人长时间处于紧张、惊慌、郁闷等不良情绪中，则会导致肝脏气滞郁结，对此医学界已经有了新的命名："精神肝"。

如果说脂肪肝和酒精肝相对容易检查及发现，而且也容易提早进行治疗和饮食干预，那么"精神肝"就不那么容易被发现了。然而，很多人并没有意识到这一点，这正是令人害怕的。

中医认为，肝主疏泄。这里所谓的"疏泄"主要包括以下几个方面：①促进血液与津液的运行输布；②促进脾胃的运化及胆汁的分泌排泄；③肝脏可以通过调畅气机来调节人的情志情绪；④促进男子的生精和女子的排卵。所以，从这个角度来说，肝脏的健康状况将会影响一个人的情志，而人的情志恰恰又在很多疾病的发生发展中起着重要作用。比如，上文中提到的"精神肝"，如果这种病长期存在，可能会导致甲状腺、乳腺等部位病变，甚至会诱发精神类疾病和心脑类、肾脏类疾病，如脾气暴躁、失眠、眩晕、视力下降，如高血压、脑梗、心梗和肾炎、肾代谢紊乱等。在这些疾病的治疗和护理过程中，若能从肝主疏泄的角度考虑，则可起到事半功倍的治疗效果。

那么，又是什么原因导致"精神肝"的呢？究其根源是肝失疏泄，通俗来讲，即一个人若长期在压抑的情绪中生活和工作，将有可能造成肝部病变。元朝养生医家朱丹溪在著作中曾写过："主闭藏者肾也，司疏泄者肝也。"由此可见，肝本身具有使机体气机通畅的作用。当一个人肝气通畅，则表现为神清气爽、精神愉悦，反之则会诱发各种疾病。所以，一个人要想养好肝脏，首先要减少对外物的欲望，注重情志的豁达。同时，我们还要对肝脏进行日常养护，比如平时不熬夜、远离烟酒、少吃油炸食品。另外，在日常饮食上可以多吃黄瓜、冬瓜、西红柿、胡萝卜、百合、木耳、包菜等，也可以喝一些降肝火的茶，比如前文读者朋友提到的杞菊决明子茶，其降肝火的功效就相当不错。下面我给大家介绍一下杞菊决明子茶的炮制方法。

所谓杞菊决明子茶，即由枸杞子、菊花、决明子搭配而成的茶，其具体配方是取枸杞子10克、菊花3克、炒过的决明子15～20克；将以上三味茶料放入杯中，以适量沸水冲泡，加盖焖15分钟，代茶饮用，每日1剂。此茶具有养阴平肝、安神明目、降血压、降血脂等功能，适用于肝火旺盛、阴虚阳亢等病人长期饮用。

除杞菊决明子茶之外，莲子清心茶、玫瑰绿梅茶、菖蒲茶也具有显著的疏肝、降肝火等功效。我也简单介绍一下这几款茶的配方及饮用方法。

疏肝降火三杯茶

◇1. 莲子清心茶

【原料】莲子心30克，绿茶30克。

【制法】将莲子心、绿茶均分成10份，装入10个茶包袋中；每次饮用时取1个茶包，放入杯中以沸水冲泡，一分钟后将水倒掉；再次冲入沸水，焖置5分钟。

【用法】代茶饮用，可回冲数次。

【功效】疏肝排毒，清心火、安心神、降血压。

【主治】高血压、心烦意乱、眼睛红肿等。

◇2. 玫瑰绿梅茶

【原料】玫瑰花3克，绿梅花3克，黄连2克。

【制法】将以上3味茶料同放入杯中，以适量沸水冲泡，加盖焖置10分钟。

【用法】代茶饮用，可回冲3～5次。

【功效】疏肝理气、解郁安神。

【主治】肝胃不和、心情抑郁等。

◇3. 菖蒲茶

【原料】九节菖蒲1.5克，酸梅2枚，大枣2枚，红砂糖适量。

【制法】将菖蒲切片，放入茶杯中备用；将大枣、酸梅放入锅中，加水烧沸；将煮沸的药汁倒入茶杯冲泡菖蒲片。

【用法】代茶饮用。

【功效】宁心安神、芳香辟秽。

【主治】心虚胆怯、惊恐心悸、失眠健忘等。

第三节　肝主藏血，养足肝血才有好"面子"

　　读者问：有一次我去药店给女儿抓药，药店的老中医见我脸色苍白，说我应该是气血不足。我有点害怕，就让老中医把脉，最后医生认为我肝不藏血，并问我平时是否经常有眼涩、头晕、多梦、月经量少等情况。我很惊讶，因为医生说的情况几乎都有，只是自己没上心。在老中医的建议下，我吃了几服中药，并饮用了一段时间的当归红枣茶。后来，不仅眼涩、头晕、多梦等症状都消失不见了，面色也比原来光滑、红润了很多。吴教授，您能否给大家解释一下，中医上的"肝不藏血"是什么意思？

　　说到肝脏，其最重要的功能就是藏血功能。关于这一点，古医书中曾有记载："肝主藏血，人卧则血归于肝。"即肝脏具有贮藏血液、调节血量和防止出血等功能。

　　通俗一点来说，肝脏就好比"血库"，可以储藏一定数量的血液，并根据机体的生理需要调节人体各部位血量的分配，使血液发挥其濡养脏腑组织、维持机体功能等作用。

正常情况下，人体各部位的血量，是相对恒定的。随着人体活动量的增减、情绪的变化、外界气候的变化等因素，人体各部分的血量也随之有所变动。此时，肝脏会随着这种变动通过自身的藏血和调节功能来平衡各器官的血量。然而，当我们的肝脏发生病变时，最先受到影响的便是肝脏的藏血功能。比如，当人体肝脏功能减退，或者发生病变后功能受损，不能按人体所需贮藏血液，造成人体某些部位供血不足；不能凝血止血，造成内外出血，临床上称之为"肝不藏血"。

听到这里，有读者朋友会问："吴老师，既然肝脏在生命活动中担当着如此重要的角色，那么当我们的肝脏出现问题时，会不会有什么征兆或异常变化呢？"通常来说，肝功能损伤会出现各种出血，如呕血、咯血、妇女崩漏等；另外，还常伴有面色苍白、双眼干涩、手脚麻木、多梦、幻觉、月经量少甚至闭经等症状。

由于女性朋友较之男性有"月经"的特殊生理状况，所以女人一旦有了肝部疾变，更容易导致气血虚亏的现象。在文章的开头，读者朋友也说道，自己面色苍白、头目眩晕，其伴有多梦、月经量少等现象，其实这些都是肝不藏血、气血虚亏的典型表现。

在我所罗列的"肝不藏血"症状中，如果有人发现自己具备任何三种症状，就要引起足够的重视。一方面，要尽快去医院进行检查，确诊肝脏是否出现问题。另一方面，在日常生活中注意对肝脏进行养护，比如多吃绿色蔬菜，尤其是含有维生素A的蔬菜，还可以多喝具有养肝、补血功效的茶饮，从而从根本上解决肝血不足的问题。

那么，什么茶具有养肝、补血作用呢？养肝血的茶方有很多种，不过在民间饮用最多、效果最好的是当归红枣茶。这款茶的具体配方是，取干燥的大红枣6枚、当归片10克；将红枣去核掰开，与当归一同放入杯中，以适量沸水冲泡，加盖焖15分钟，待温度适宜时温饮。在这一茶方中，当归具有补血活血、调经止痛、润燥滑肠的作用；而红枣具有补中益气、养血生津等功效，是补肝明目、补充气血的佳品。两者配合饮用，对身体虚弱、肝功失调、贫血消瘦等人群具有显著的治疗作用。

我在这里还要提醒大家一句，当归红枣茶方中用到的当归是当归身，而不是当归尾，因为当归身具有补血功效，而当归尾则具有活血化瘀功效。除此之外，我再推荐几款具有养肝补血作用的茶饮，大家可以根据口味喜好来选择，也可以几款茶交替饮用，以丰富自己的饮茶体验。

养肝补血三杯茶

◇1. 大枣菊花茶

【原料】大枣50克，菊花15克，生姜6克，红糖适量。

【制法】将大枣、菊花、生姜洗净后放入锅中，加水煎煮，去渣取汁；待茶汤温热后加入适量红糖。

【用法】代茶频饮，每日1剂。

【功效】平肝明目、健脾补血、散风清热、驻颜美容、红润肌肤。

【主治】肝血不足、脾胃不和、脸色苍白、皮肤暗淡无光泽、咳嗽等。

◇2. 净面茶

【原料】当归8克，山楂8克，白鲜皮6克，白蒺藜6克。

【制法】将以上4味茶料洗净，放入茶杯中，以适量沸水冲泡。

【用法】代茶饮拥，每日1剂。

【功效】养血调肝、散热解郁、祛痰。

【主治】肝血不足、面部褐斑、面色苍白等。

◇3. 美肤茶汁饮

【原料】薏仁汁20克，软骨素1克，维生素A10滴。

【制法】将薏米煮汁，取20克；将软骨素、维生素A滴入薏仁汁中，搅匀即可饮用。

【用法】代茶饮服。

【功效】补血养颜、活跃细胞、细腻肌肤等功效。

【主治】本茶方可滋润肌肤、增强皮肤弹性，长期饮用不仅可美容养颜，而且具有强身健体之效。

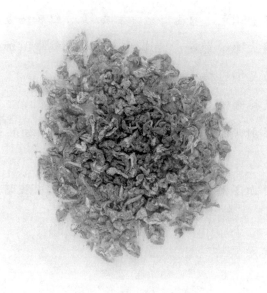

第四节　肝主筋爪，武林高手大都是养肝高手

读者问：我今年六十多岁了，素来身体很好。可最近总觉得腿和手臂有点麻木，晨练时做曲臂和下蹲动作也不太利索。在家人的陪同下，我去医院做了体内钙元素测试和心脑血管检查，发现相关指标和功能都很正常。这下，连医生都纳闷了，甚至怀疑是我自己吓唬自己，让回家休养即可。我又在家人的陪伴下看了中医，这次结果查出来了，我是脂肪肝和肝功能下降引起的手脚抽筋、屈伸不利。吴教授，请您给大家讲解一下，为什么肝功能不好也会导致手脚动作不灵活呢？从养生角度来说，像我这样，有没有好一些的茶饮能促进肝功能的恢复呢？

这位老先生的案例很具有代表性。我在这里着重给大家讲一讲肝脏功能与四肢运动之间的关系。对于中老年人及有过肝病史的人来讲，手脚偶尔抽筋和屈伸不利并不一定是缺钙，也并不一定是心脑系统梗塞，很有可能是肝部出了问题，导致肝功能下降，这也正是肝脏对身体发出的警报。

关于肝脏与四肢的关系，中医讲"肝主筋，其华在爪"，这里的"爪"即指人的四肢与趾甲。也就是说，一旦我们的肝脏出现了问题，就会因肝气不足而造成手和腿部的韧带失去血液的正常濡养，时间长了就会影响四肢的活动能力，最终出现手脚麻木、屈伸不便、脆指甲、骨质疏松、脖颈部僵硬、颈椎疼痛等症状。

另外，从指甲的饱满度和血气充盈程度上，也可以判断出这个人肝血有无亏损，肝功能是否正常。如果一个人肝血充足，其指甲（趾甲）会很坚韧，色泽红润，丰盈饱满。若肝脏阴血不足，指甲（趾甲）就会失去正常的给养，看起来又软又薄，颜色发白，半月牙减退，指甲上有竖纹，甚至变形和脆裂。

古代的武林高手，现代竞技体育的专业运动员，他们个个强健有力，四肢发达。日常生活中，这些人也很注重肝脏的保养。要知道，一个人只有肝气十足、气血丰盈，才能够强健筋骨，使自己成为武林界或体育界的高手。肝脏气血亏损，除在四肢有警报之外，其他部位也会有或轻或重的异常，比如头目眩晕、视物昏暗、耳鸣、面色苍白无光泽、颈椎僵硬等，也是肝功能不好的常见症状。

在文章开篇，读者朋友就是一个很好的例子。当他感觉自己身体不舒服时，及时就医，尽早治疗了自己的肝脏疾病。日常生活中，若发现自己四肢出现不适症状，也要及时去医院检查。尤其是老年朋友或有过肝病史的朋友，更要优先检查肝脏是否病变。

要想保护好我们的肝脏，生活中必须要做到劳逸结合，晚上不要熬夜，11点前准时入睡，使肝脏得到正常休息。饮食上适当吃山药、栗子、红枣、香菇等能够补气血的食物，另外也可以通过茶疗进行调理，比如用当归、杜仲泡茶喝，就具有很好的补血、养肝、强筋等功效。下面我给大家介绍几款茶方，只要坚持饮用，便可以达到补肝血、强筋骨的作用。

补肝强筋三杯茶

◇1. 杜仲茶

【原料】杜仲6克，生姜6克，红茶5克，蜂蜜适量。

【制法】将杜仲、生姜、红茶放入锅中，加水煎煮；用茶漏去渣取汁，加入适量蜂蜜调味。

【用法】代茶饮服，每日1剂。

【功效】补肝肾、强筋骨、安胎。

【主治】腰脊酸痛、足膝痿弱、高血压、心血管病、小便余沥等。

◇2. 刺血草茶

【原料】刺五加2克，血满草3克。

【制法】将刺五加、血满草去杂质、洗净、沥干；将以上2味茶料共同研成粗末，装入纱布袋中，扎紧口，放入杯中；以适量沸水冲泡，加盖浸泡25～30分钟。

【用法】代茶饮用，早饭、晚饭后分2次温饮。

【功效】祛风湿、壮筋骨、行水通络、活血祛瘀。

【主治】全身关节疼痛、腰腿痛、小便余沥、疲劳无力、素体虚弱等。

◇3. 过江归茶

【原料】过江龙（亦称蒲地虎）2克，当归藤4克。

【制法】将过江龙和当归藤洗净、沥干，共同研成粗末；将茶末装入纱布袋中，扎紧口，放入杯中；以适量沸水冲泡，加盖浸泡25～30分钟。

【用法】代茶饮用，早饭、晚饭后分2次温饮。

【功效】舒筋活络、疏风胜湿、强筋骨、利尿、散瘀、补肾强腰。

【主治】湿痹麻木、筋骨疼痛、四肢无力、月经不调、闭经等。

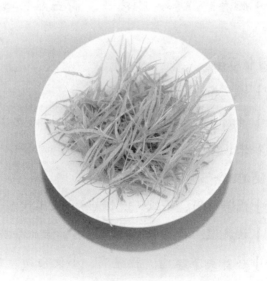

第五节　肝开窍于目，眼不舒服就要警觉了

读者问：生活中，我们经常听人抱怨自己眼睛不好，比如眼睛红肿、发涩，视物模糊等，有些人到了晚上视力就更差了，简直和夜盲症患者差不多。吴教授，通常情况下什么原因会导致眼睛不好，这些病能不能通过食疗或茶疗来调理、预防呢？

眼睛，是视万物，辨黑白，审长短的重要器官。中医认为，眼睛与人体脏腑之间有着复杂的关联，关于此，古医书中记载："五脏六腑之精气，皆上注于目而为之精，精之窠为眼，骨之精为瞳子，筋之精为黑眼，血之精为络，其窠气之精为白眼，肌肉之精为约束。"用句通俗话来说，人体五脏六腑的精华之物，都濡养着我们的双目，使其能够识别万物。

虽说眼睛与五脏六腑之间皆有关系，但它主要依赖于肝血濡养，故有"肝开窍于目，肝受血而能视"的说法。用现在的话来说，我们的眼睛由于得到肝血的濡养，才能够看见东西。

反之，当肝脏阴血短缺时，就会出现双眼发干发涩，白天东

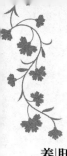

西模糊，晚上甚至会出现雀盲的现象；另外，当肝火过旺时，还会导致眼睛上火发炎，出现眼睛红肿赤痛、泪液分泌增多、头晕目眩等现象；若肝脏受风，则会出现翻白眼、吊眼斜眼、眼仁僵呆等情况。所以说，人的视力正常与否，主要依靠于肝气的疏泄和肝血的濡养。当感觉眼睛不舒服时，常常是肝脏机能受损的征兆与反应，大家要引起足够的重视。

现在，越来越多的医务工作者认识到眼病与肝脏有关，开始从养护肝脏入手来治疗眼疾，从而达到标本兼顾的治疗效果。前年春节，我随家人回老家探亲，与一位堂弟聊天。这位堂弟六十岁出头，我发现他聊天的时候总爱用手揉擦眼睛，就详细询问了一下。他说最近一两年开始，感觉自己眼神越来越差，不仅看东西模糊，而且眼睛总爱流泪，看医生也没检查出个啥毛病。我观察堂弟的气色，发现他脸色蜡黄，就告诉他可能是肝脏功能不太好，建议他去大一点的医院检查一下肝脏。一个月后，堂弟的儿子给我打电话，说检查结果出来了，父亲患的是肝硬化，目前正在进行调理、治疗，虽然视力还没有彻底改善，但眼睛已经不流泪了。

有病，需要提早发现，提早治疗，这是对我们的生命负责。我的这位老堂弟是幸运的，他能在病情轻缓的时候就有所治疗，会少受很多病痛的折磨。所以在此提醒大家，要想使我们的肝脏不受伤，平时就要注意对肝脏的保护，作息安排上要早睡早起，尽量午睡，因为当休息时，身体其他部位的血液就能回流到肝脏，使肝脏得以休养生息。饮食上可以多吃鱼肉、鸡肉、瘦肉、蔬菜、苹果、山楂、葡萄等，这些食物具有养肝、补血等功效。

除此之外，还可以通过茶疗来改善肝功能。比如，每天坚持喝一杯枣杞黄芪茶，可起到养肝明目的作用。既然我提到了枣杞黄芪茶，在这里就给大家介绍一下这款茶的炮制方法。其具体方法是：取黄芪15克，干大枣30，枸杞子20克；将黄芪、红枣洗净放入锅中，加适量清水煮沸，转小火再继续煮10分钟；然后放入枸杞子，继续煮约2分钟，去渣取汁，代茶饮用。

在枣杞黄芪茶方中，大枣维生素含量非常高，是众所周知的补血食材；枸杞子含有丰富的胡萝卜素、多种维生素和钙、铁等，这些都是保健眼睛的必需营养物质，明目效果很强；黄芪可保养肝脏、增强人体免疫。三者搭配饮用，具有保养肝脏、促进血液循环、补气活血、明目利尿、养心强身等良好功效。

在这里，我需重点提醒大家一句，虽枣杞黄芪茶具有明目、活血、强身等多种效果，但并不适合所有人饮用，比如，表实邪盛、阴虚阳亢、气滞湿阻、食积停滞等人群均忌服用。下面，我再介绍几款同样具有养肝明目效果的茶方，以帮助更多人解决眼疾之苦。

养肝明目三杯茶

◇1. 养肝明目茶

【原料】带壳干桂圆60克，红枣40克，枸杞子50克，菊花20朵。

【制法】将桂圆洗净，晒干，不要去壳与核；红枣掰开；将以上4味茶料均分成10份，装入10个茶包中；饮用时取一个茶包放入水杯，冲入沸水适量，1分钟后倒掉；再次冲入沸水，焖置30分钟。

【用法】代茶饮用，可反复冲泡至味淡。

【功效】养肝血、清肝明目、清热凉血。

【主治】双眼干涩发红、眼疲劳、视物不清等。

◇2．菊花枯芩茶

【原料】菊花15克，夏枯草15克，黄芩10克。

【制法】将以上3味茶料洗净，一同放入砂锅中；加水煎汤，去渣取汁。

【用法】代茶饮用，每日2次。

【功效】舒肝散热、明目解毒。

【主治】青光眼。

◇3．枸菊谷茶

【原料】枸杞子12克，菊花6克，桑叶6克，谷精草3克。

【制法】将以上4味茶料研制成粗末，放入锅中；加水煎煮，去渣取汁。

【用法】代茶饮用。

【功效】养肝补肾、清热明目。

【主治】白内障、视力减退、眼睛干涩、头晕耳鸣等。

第六节　肝与胆相表里，养肝需从护胆起

读者问：我的一个同学被查出患有胆囊炎，好在是慢性的，医生给他开了些消炎、利胆类药物，一再叮嘱他要注意肝脏的养护，并告诫他肝功能紊乱会加重病情，千万要少喝酒，少吃油腻的食物。俗话说得好，"哪儿疼医哪儿"，医生为什么在他胆出现病患的时候，却告诫他要注意对肝脏的保养呢？吴教授，请您给我们讲一讲，像我同学这种情况，日常生活中需要如何进行调理呀？

其实，你同学这种情况在生活中很常见，因为上班族最容易得胆囊炎这种病了。但为什么胆囊出问题要从肝入手调理呢？记得前面几章我们多次讲过，肝主要功能为分泌胆汁，主疏泄，主藏血。大家都听说过一个词叫"肝胆相照"，可见肝和胆的关系非常密切，肝好胆气就足，整个人就显得很精神。《难经·四十二难》中曾记载："胆在肝之短叶间，重三两三铢，盛精汁三合。"的确如此，胆囊在人体中的位置，是紧贴于肝下方的，肝脏和胆囊在功能上也息息相关。

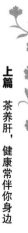

　　从现代医学来看，肝脏制造并分泌胆汁，由胆管输送到胆囊，最后经胆总管排出至肠道。肝脏每天制造700～1000毫升胆汁，主要作用是帮助小肠内脂肪的消化吸收，而这个运输、排泄胆汁的工作基本上都是胆囊在负责。正是由于它们关系密切，所以肝脏不舒服时经常引起胆囊炎，患胆囊炎时也会引起肝脏的炎症。

　　你刚才说到同学被查出胆囊炎，医生却给他开养肝药，我觉得这种处理方法是很正确的。关于你的同事为什么会患上胆囊炎？我推测他的病情或许是长期酗酒、嗜油腻食物造成的。在平时临床坐诊时，我也经常遇到这类男性病人。由于加班熬夜、周末聚会等，他们的日常生活极不规律，我在治疗时总是奉劝他们注意戒酒、少吃油腻以及别经常加班，他们在我面前总是再三保证，但事实上坏习惯并未改变，这样一来就会造成治疗效果很差。要知道，很多病并不是服用药物就万事大吉的，必须要靠自己来调养。自己才是最好的医生。今天我想在此呼吁大家：一定要相信医生的话，遵照医生的嘱咐戒掉不良的生活习惯，善待生命、善待自己、珍惜生活。

　　其实，你刚才提到"头疼医头，脚疼医脚"的概念是不符合中医系统理论的，即使是西医，如今也在中医文化的融合下抛弃了这一错误观点。要知道，中医看问题的方式是系统整体为主，也就是说人体的每一个器官都存在互相联系、互相制衡的内在关系。"肝胆相照"的说法并非空穴来风，肝与胆的病理关系在中医典籍中早有论证。《东医宝鉴》说："肝之余气，溢入于胆，聚而成精。"肝脏分泌胆汁，若疏泄不畅必定会影响胆汁的正常代谢，出现诸如胆囊炎之类的疾病；反过来如果胆汁不足，也势必会影响肝脏的功能，人体就会出现消化不良等症状。

现代医学临床实验表明，肝部病变的患者中35%都会发生胆囊的相关疾病。肝主疏泄，胆主通降。胆汁的正常排泄，依靠肝的疏泄功能，而肝脏功能失常，势必影响胆汁的分泌和排泄。反之，胆汁排泄不畅也会影响肝的疏泄。一般表现为胁肋部位胀痛、胆气上涌，嘴中总觉得有苦味；面目及身体发黄，有黄疸现象；脾胃失调，肚子胀，呕吐恶心，大便没有规律；男性阴囊会生湿疹、睾丸疼痛，女性则白带发黄有臭味。

如果出现以上这些情况，有必要及时检查和治疗，不但要治疗胆部疾病，更要从根本上入手进行养肝护肝。针对肝部湿热、胆失疏泄类疾病，可以经常饮用玉米须茶来调理，其主要成分是：玉米须、蒲公英和茵陈。其中，玉米须能利水消肿、平肝利胆；蒲公英有利胆、利尿、缓泻、退黄疸、祛疮毒等功效；茵陈有利胆、护肝等作用。可以说，三者煎茶饮服是保肝利胆的佳品。不少肝脏不好的朋友，当向我请教的时候，我都推荐他们尝试饮用这款茶，从普遍反映出的效果来看还是相当不错的。

说到这里，或许有人会问："这款茶到底是怎么做的呢？"其实很简单，现在我将玉米须茶的制作方法跟大家分享一下：取干净的玉米须50克，蒲公英、茵陈各25克，加上350～400毫升水同放入锅中煮沸，然后小火煎熬8分钟左右，将茶汁倒入杯中稍放，温服。本茶清热解毒、护肝利胆。每日一饮，但注意千万不可过多饮用。

由于本茶中的玉米须具有一定的时令性，所以本文末又为大家推荐了其他三款茶饮，请大家根据实际情况选择。

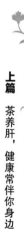

养肝护胆三杯茶

◇1. 芹菜红枣茶

【原料】芹菜400克，红枣100克。

【制法】芹菜洗净，切段；红枣洗净；将芹菜、红枣放入锅中，加水煎汤，去渣取汁饮用。

【用法】代茶饮服。

【功效】平肝清热、祛风利湿、利胆。

【主治】本茶治疗肝胆湿热型胆囊炎、不思饮食、恶心呕吐等病症。

◇2. 双花茶

【原料】金银花10克，白菊花10克。

【制法】将以上二花洗净，放入杯中，以适量沸水冲泡即可饮用。

【用法】代茶饮用，每日1剂，当日饮完。

【功效】清热解毒、利肝胆。

【主治】本茶适合肝胆湿热型慢性肝炎患者饮用。

◇3. 枇杷叶竹叶茶

【原料】鲜枇杷叶20克，鲜竹叶20克，鲜芦根20克。

【制法】将以上3味茶料洗净，切碎，放入锅中；加水煎煮，去渣取汁即可饮用。

【用法】袋茶饮用，每日1剂，当日饮完。

【功效】清热解毒、渗湿利尿。

【主治】本茶方适宜肝胆湿热型慢性肝炎患者饮用。

第七节　肝肾同源，你的体能肝做主

读者问：生活中我们常常听到有人调侃别人说："你还补肾啊，小心补出了毛病。"可更多的人都认为补肾能有什么不好的，只能有益无害。吴教授，您觉得这两个观点哪个更正确一些？希望能您能给我们讲解一下。

这个问题问的很好，我很有兴趣回答。在现实生活中，大多数人总是认为，缺什么补什么，哪亏补哪，其实这不是完全正确的。加上电视、报纸以及街头广告的宣传，不少中老年男性朋友都不自觉地选择补肾，因为肾为人体之本，补肾可以延年益寿、强身健体嘛。然而，果真如此吗？事实上，这恰恰是个误区。

难道补肾一定要吃很多补肾食材和药物吗？我的回答是不一定。在这里，我要跟大家普及一个肝肾同源的常识。肝肾同源这一说法最早来源于《黄帝内经》，《黄帝内经》认为人体的肝肾虽然构造和功能不同，但二者从本源上是一致的，都是精血的产物。《黄帝内经·素问·阴阳应象大论》中说："肾生骨髓，髓生肝。"二者

都是起源于精血，肝脏之间的关系十分密切。正因于此，我认为补肾必须同补肝脏，否则没有太好的效果。如果不注意这一点，只是一味地补肾，长时间会造成肝肾失调，从而引发各种不适。

我们小区就出现过这样一件事：一位四十多岁的先生，有一天两眼昏花，头疼头晕，一下子站不稳了。幸好家人在，紧急送到医院抢救。到了医院，大夫经过各项检查和询问，结果啼笑皆非。原来他长年补肾，大夫认为是滋补不合理造成肝肾失调而引起的头晕目眩。

这种现象的发生并不是偶然的。在现实生活中，很多中老年朋友都非常注重身体的调理，这一点是值得肯定和鼓励的，然而事实上你的身体并没有你认为的那样脆弱，身体的机能仍然很健康地运转。如果因为不自信，而开始大肆吃各种保健品、维生素和药物，则往往适得其反。人不是死于疾病，而是死于无知。我们一定不要让无知害了自己。

通俗易懂地讲，肝肾的关系就像水与树木的关系一样，想要人体肾脏这棵大树苗壮成长，必须要先保持肝脏这一池清水常年丰泽。科学正确的做法就是，补肾先开始补肝，然后同补。因为水能泽木，木反过来能调衡水。所以延缓衰老，或者说我们为了强身寻求进补，都要做好肝肾同补，只有这样"补"，才能让肝肾同时得到滋养，保持在一个平衡的状态，才能在我们体内形成健康能量，才能真正健体。

当前社会，生活节奏越来越快，越来越多的朋友开始出现肝肾功能不足的现象。肝肾功能不足主要指肝肾阴虚，精血虚少。一般会出现头晕、眼干、双手震颤和中风等表现。在这里我强烈呼吁，我们所有人都要重视对肝肾的护理和保养，因为肝肾同为生命之本源。肝肾虚弱会使大脑缺氧，肝肾血精贫乏会使人眼花，并导致关节缺少润滑，手肢颤抖，更会因肝肾阴虚、无力制阳，出现中风和脑溢血等意外死亡现象。

如果不幸被查出肝肾不足的征兆之后，也不要慌张担心。我们可以从两方面入手调理：一方面要及时到医院确诊和治疗，另一方面要及时进行食补和茶疗调理。因为肝肾不足不像其他疾病，可以吃药、打针马上就能见效痊愈，其关键重点在于日常调养。比如日常可以多吃些驴肉、泥鳅、牡蛎、鹌鹑肉、鸽子肉、松子、韭菜、枸杞、荔枝等。我们在本书要强调的重点是——茶饮养肝补肾法。因为茶饮一般都是复合型的，都经过古典论证和历史实践，具有更加显著的效果。而食补多数时候都是单一进食，往往不能发挥明显的作用。

在这里，我跟大家介绍一款桑叶枸杞茶。这款茶具有养肝明目、滋阴润肺的功效，肝肾不足的朋友可以多饮。《本草纲目》中记载："煎饮，利五脏，通关节，下气。"确实如此，桑叶能疏散风热，清肺润燥，平抑肝阳；枸杞子能扶阴固本、补精益气，对肝血不足、肾阴亏虚引起的视物昏化和夜盲症，也有非常好的作用。

桑叶枸杞茶的具体做法：取干桑叶6克、枸杞12克、绿茶3克同时放入茶杯中，用沸水冲泡，焖泡5分钟后即可饮用，茶汁减半后可兑水续饮，直至茶味消失倒掉。如此简单方便的制作方法，很适合居家和旅行饮用。对肝肾功能不足的中老年朋友来说，我相信如

果能够坚持长期饮用，自然可以提高肾能力。除此之外，还有三款茶饮具有同等功效，在此为您推荐如下。

养肝补肾三杯茶

◇ **1. 胡麻茶**

【原料】芝麻100克，白术100克，威灵仙50克，蜂蜜适量。

【制法】将前3味茶料研成粗末；将药末放入放茶杯中，以适量开水冲泡，15分钟后以适量蜂蜜调味饮用。

【用法】代茶饮服，每日1剂。

【功效】补肝肾、润五脏、养血疏筋、祛风湿、通经络、健脾胃。

【主治】本茶方适宜脾肾亏虚、腰痛、四肢软弱无力、酸痛、麻木等病人饮用。不过脾虚便溏者不宜饮用此茶。

◇ **2. 当仲姜茶**

【原料】当归3克，炒杜仲3克，姜黄1克。

【制法】将以上3味茶料洗净，沥干，研成粗末；将茶末放入纱布袋中，扎紧口，放入杯中，以适量沸水冲泡，加盖浸泡30～40分钟即可饮用。

【用法】代茶温饮，早饭、晚饭后分2次饮完。

【功效】补肝肾、强筋骨、补血和血、润燥滑肠、行气。

【主治】本茶方可治疗血虚头痛，眩晕、足膝萎软、腰背酸痛等病症。

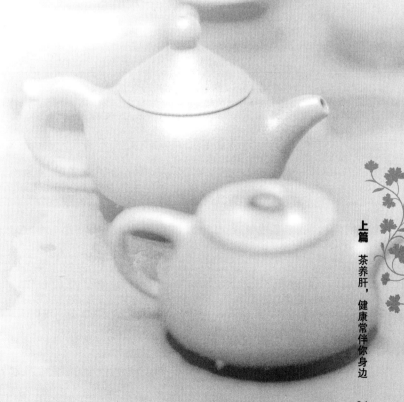

◇**3．当归女莲茶**

【原料】当归3克，女贞子2克，旱莲草2克。

【制法】将以上3味茶料洗净，沥干，共同研为粗末；将茶末装入纱布袋中，扎紧口，放入杯中，以适量沸水冲泡，加盖浸泡30分钟即可饮用。

【用法】分早、晚两次温饮。

【功效】补肝肾、养血和血、益阴。

【主治】本茶方可治疗阴虚内热、眼花、须发早白，腰膝酸软、头晕等病症。

第二章　是谁伤了你的"小心肝"
——肝的委屈茶知道

第一节　睡眠不足，熬夜伤肝
——三杯茶入肚，安眠又舒服

　　读者问：我现在已经六十岁了，晚上总是胡思乱想，结果不知不觉就失眠了，而早上又很早就醒来睡不着。这样一来，每天都感觉自己睡眠不足。而另外，我发现我孙女则跟我殊途同归，也是睡眠不足。她的问题是晚上熬夜过度，早上睡不醒。为了早睡早起，我发现她下载了一个"我要早睡"的东西，据她说是用一种"严厉到近乎凶残"的方式来暴力催眠。根据孙女的描述，她先设置一个睡觉时间，如果到了这个点还玩手机，则它就会自动在朋友圈里"爆粗口"，并自动将手机锁死，使之变成废铁一块，直到第二天才解锁。由此看来，我们两代人都遇到了睡眠不足问题。吴教授，您能给我们讲讲晚睡对身体的危害吗？我们怎样才能做到早睡早起？

这位读者提到自己孙女在用监督早睡的手机软件，我也耳闻过，我认为这个软件之所以能够走红，说明很多晚睡的人是"管不住"自己的，更说明这种情况已经普遍到危及正常生活的程度了。大家都知道，"早睡早起身体好"，这是我们经常听到的健康养生观点，然而观点归观点，行动归行动，仍然有越来越多的人习惯晚睡。记得有一家医师协会发布的"中国睡眠指数调查报告"，结果显示这一指数为64.3分，刚过合格线。也就是说，中国至少有40%的人，他们的睡眠质量是不合格的，这是一个很危险的数值。

现在医学认为，睡眠对身体的能量代谢平衡、体温维持、免疫力具有重要作用。比如，良好的睡眠有助于战胜疾病，进行身体康复，良好的睡眠可以改变大脑与肝脏的血流量，是营养大脑和肝脏的有效保障。

总的来说，肝脏是人体重要的器官之一，它担负着消化、解毒、分泌、吸收等多种功能。肝脏一旦损伤，毒素就会积聚在体内，无法排出，最终引发各种病症。比如，有人一熬夜就"上火长痘痘"，其实这正是肝脏对人体的一种警示，告诉你应该让肝脏好好休息了。中医上有"天人相应"的说法，也就是说一个人的作息规律应该与自然环境协调统一，否则将会造成机体的内环境紊乱，导致多种疾病发作。

中医认为，晚上11点到凌晨1点是肝脏修复排毒的时间，而肝脏的修复排毒功能需要在安睡状态下才能进行，如《黄帝内经》中记载："人卧血归于肝。"也就是说，当人睡觉休息的时候，肝脏的血液供应才能得到充足，从而保证肝脏的排毒功能顺利进行，受损的肝细胞才能得到修复。所以，我们想要保护好肝脏，晚上11点之

前进入安睡状态是非常必要的。

有读者可能会问，吴教授，既然肝脏对身体健康如此重要，我们如何来保护肝脏呢？其实保护肝脏的方法有很多种，比如早睡早起，不要因为熬夜而伤害我们的肝脏。同时，还可以通过饮食来保护肝脏，比如平时多吃西红柿、柑橘、鸡蛋、奶制品、香菇、木耳、鸭肉等食物，其中西红柿、柑橘富含VC，有助于肝脏解毒；奶制品有助于毒素的排除，可保护肝脏增强机体免疫力；香菇、木耳等菌类食物含有丰富的糖类物质，对于增强肝脏病人的机体免疫力具有良好效果。

另外，茶疗对养肝安眠也具不错效果，睡眠欠佳、肝脏不好的人平时可以喝"莲肉莲心茶"进行调理。所谓"莲肉莲心茶"，是指由莲肉和莲子混合而成的一款茶，其具体炮制方法是取莲肉（干）15克，莲心2克，然后将莲肉、莲子共同研制成粗末，放入杯中，以适量沸水冲泡代茶饮用，每日1剂，当日饮完。本茶方具有清心安神、补中强志等功效，适合熬夜、失眠多梦、神疲乏力、记忆力下降等人群饮用。

不仅"莲肉莲心茶"具有安眠养肝作用，其他一些茶方，比如清宫安神茶、柠檬鲜松茶等也具有不错的养肝安眠效果，下面我再给大家介绍几种安眠养肝茶的饮用方法。

安眠养肝三杯茶

◇**1. 玫瑰疏肝茶**

【原料】玫瑰（干）25克，柴胡10克，苹果半个，冰糖少许。

【制法】将柴胡放入锅中，加水1500毫升，大火煮沸，转小火继续煮10分钟；将切成丁的苹果、干燥的玫瑰放入锅中，大火煮沸后熄火；5分钟后放入适量冰糖调味。

【用法】代茶饮用。

【功效】疏肝解郁、养血安神。

【主治】失眠多梦、肝气郁结等。

◇2. 清宫安神茶

【原料】煅龙齿9克，石菖蒲3克。

【制法】将龙齿研碎，石菖蒲切碎备用；将以上2味茶料放入锅中，加水煎煮。

【用法】代茶饮服，每日1剂。

【功效】清心安神。

【主治】睡卧不宁、失眠多梦等。

◇3. 柠檬鲜松茶

【原料】柠檬1个，新鲜松针1把，蜂蜜适量。

【制法】将松针去杂质，洗净，剪成小段备用；将松针放入榨汁机，加水榨出汁液，用纱布滤渣取汁；将柠檬切开，把柠檬汁挤入松针中；在药液中加入适量蜂蜜，搅拌均匀，放入冰箱冷藏，可存放3天。

【用法】出门时装入水杯，随时饮用。

【功效】解肝毒、保护心脏、抗疲劳。

【主治】失眠、精神疲乏等。

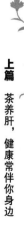

第二节　不吃早餐，肝脏很惨
——喝对三杯茶，胃口大开怀

　　读者问：我们前些日子单位组织体检，有两个同事被查出有脂肪肝，大家都感觉很奇怪，因为他们两个并不胖，平时也很少喝酒，大夫说他们这种情况很可能和经常不吃早餐有关系。吴教授，对这种解释我感觉不太理解，脂肪肝不是营养过剩引起的吗，不吃早餐怎么也会导致脂肪肝呢？

　　这位读者朋友你好。从你的提问中看到，你的两个同事都患了脂肪肝，医生对患病原因的解释是，不吃早餐容易导致脂肪肝。然而你却对医生的解释表示不理解。其实，你的这种不理解是很多人对脂肪肝的错误认知，总认为只有肥胖者才会患脂肪肝。

　　那么，究竟何为脂肪肝呢？我在这里有必要给大家解释一下。脂肪肝，顾名思义就是肝内脂肪沉积过多，但是它的成因绝不是营养过剩这么简单，准确来说，脂肪肝是以肝细胞脂肪变性为主要表现的临床病理综合征，是一类代谢性疾病。导致脂肪肝的原因很多，药物、肝炎、营养不良等因素都可能导致它的发生，并且脂肪肝常和糖尿病、肥胖、高血压等疾病共同存在。

就像开篇时这位读者朋友提到的，他的两个同事看上去并不胖但却患了脂肪肝，这也正是由于营养不良或体内脂肪不足造成的。临床医学研究发现，不肥胖但有脂肪肝的患者通常有一个共同点，就是长期不吃早餐。经过统计，这类脂肪肝患者的数量仅次于因肥胖而患有脂肪肝的患者数量，所以，不吃早餐很可能是诱发脂肪肝的重要因素之一。这是因为，通常情况下一个人前半天往往工作量、活动量都比较大，如果不吃早餐，很容易导致营养不良、蛋白质缺乏，从而引起肝脏部位的脂肪堆积，最终形成脂肪肝。其实，不仅不吃早餐的人容易出现脂肪肝，那些靠节食来减肥的人，他们患脂肪肝的概率也比普通人高很多。

可能有的朋友会说，我也知道不吃早餐对身体不好，但是每天一大早起来就要去上班，实在是没时间也没胃口吃早餐。对于上班族来说，如果确实早晨时间紧张，早餐可以吃的灵活、简单一些，比如说在办公室放些饼干、小点心、牛奶、豆奶粉之类方便吃的东西。如果上班前吃不了早餐，就先干会活儿，有胃口了再吃，哪怕是垫一垫肚子呢，千万不要硬挺到午饭时间一起解决。

另外，我再给大家介绍几个开胃的茶方，经常喝这几款茶可有效改善早上胃口不佳的状况。只要胃口开了，早餐的问题还是好解决的，现在烤面包机、预约煮粥的电饭煲之类的小家电越来越方便，只要头天晚上睡觉前做好准备，在家吃个早餐还是不困难的。

言归正传，咱们还是说茶方。具有开胃功效的茶方一般都是选用药食两用的材料，比如山楂、炒麦芽、陈皮等，山楂咱们原来讲过，就不再重复了，下面说说炒麦芽。

炒麦芽就是将大麦芽放置在锅里用微火炒至焦黄制成的，是一味常用的中药材，性温，味甘，入肝、脾经，具有行气消食，健脾开胃等功效。《本草纲目》上说，炒麦芽消化一切米面果食积。也就是说，它能够促进淀粉性食物的消化，一般与山楂、六神曲、鸡内金等同用。

麦芽茶的味道也很好，有一种特有的浓郁焦香味，加上色泽金黄，所以又被誉为"东方咖啡"。大家去吃韩国料理或者日本料理的时候可能注意过，一般都是搭配麦芽茶，这是因为麦芽茶可解除油腻，很适合搭配烧烤类食物。另外，麦芽茶还具助消化、清理肠胃、去除口中余味等作用。

刚才说到六神曲，这个大家可能不太熟悉，但它也是常用的健脾开胃的中药，是用辣蓼、青蒿、杏仁等中药材加入面粉或麸皮混合后，经发酵而成的曲剂。六神曲，性温，味甘、辛，无毒，归脾、胃经，有健脾和胃、消食化积等功效，可治疗消化不良、脘腹胀满、食欲缺乏等病症。

好啦，我已经给大家介绍了几种常用护肝、消食药材，其他的就不多介绍了，大家可以参照下面的茶方，尝试着饮用一下，相信总有一款茶是适合你的。

消食、保肝三杯茶

◇1. 木瓜陈皮茶

【原料】木瓜12克，陈皮6克。

【制法】将以上2味茶料洗净，放入杯中，以沸水冲泡，加盖焖置片刻。

【用法】代茶饮服。

【功效】疏肝理气、开胃消食。

【主治】消化不良、不思饮食、脘腹胀满等。

◇2. 三仙消食茶

【原料】山楂12克，炒麦芽15克，六神曲12克。

【制法】将以上3味茶料洗净，放入锅中，加水煎汤，去渣取汁即可。

【用法】代茶饮服。

【功效】保肝、健脾和胃、消食、化积行滞。

【主治】消化不良、不思饮食等。

◇3. 红茶橘花茶

【原料】菊花3克，红茶3克。

【制法】将以上2味茶料洗净，放入杯中，以适量沸水冲泡即可。

【用法】代茶饮服。

【功效】理气和胃、消食。

【主治】胃脘胀痛、嗳气呕吐、食积不化、咳嗽痰多、不思饮食等。

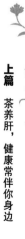

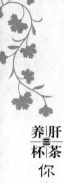

第三节　暴饮暴食，让肝喊累
——茶水穿肠过，体重减下来

读者问：我经常在朋友圈看到各种关于减肥的文章，什么"人瘦，穿什么都百搭；人胖，穿什么都白搭"；"三月不减肥，四月徒伤悲……"等等，挺刺激人的。另外，关于减肥，还有这样一个令"胖子们"心痛不已的段子——"每逢春节胖三斤，仔细一看三公斤；辛苦减肥大半年，转眼又要过大年。"别笑话我减肥心切，我觉得有很多人都会像我一样在美食与肥胖之间纠结。您想呀，肥胖不仅影响一个人的美观，也会影响健康。吴教授，您能不能给大家介绍几款有助于减肥的茶方，一定要是不伤害身体，又减肥靠谱的方子哦！

"每逢春节胖三斤"，可以说这是很多朋友都深有体会的。我记得有一个广告上就说，"亲朋好友一聚会，总是会多吃"，这也就是暴饮暴食吧。其实不光是过节，平时也有这种情况，比如有的上班族因为工作忙，早饭和午饭随便凑合凑合，晚上回到家就大吃一顿。

无论是什么情况下的暴饮暴食，都难免引起体重增加，有时还会使身体出现不舒服的症状，最常见的症状就是胃胀、胃酸、胃疼等。但我要强调一点，暴饮暴食对身体的伤害绝不仅仅局限于肠胃，而且还会加重肝脏解毒工作的负担，严重时会使肝脏不堪重负，甚至使之受到伤害，比如形成脂肪肝。所以，一个人要想身体健康、不肥胖，首先要做到三餐有规律，定时、定量，切忌暴饮暴食。如果是亲朋好友聚会，就餐时间比较长，就要尽量控制碳水化合物、油腻食物和含糖量较高食物的摄入，多吃水果、蔬菜、果汁等，这样一来摄入的热量少，二来也可以使肝脏的排毒比较顺畅。

在控制饮食量的同时，我们还可以用茶饮的方式来帮助胃肠消化、肝脏排毒。传统中医发现，有许多具有保护肝脏、助消化功效的中药材，其中有很多还是大家经常食用的食物，不仅吃起来安全，而且味道也不错。下面我就给大家介绍几种。

咱们首先说说山楂。对于山楂大家都很熟悉，它是很多女孩子喜欢的零食，也是常用的一味中药材。中医认为，山楂，性微温，味酸、甘，归脾、胃、肝经，具有消食化积、活血散瘀、化浊降脂等功效。并且山楂有减少脂肪吸收的功效，适当地吃些山楂或者用山楂泡茶喝，可以达到美颜瘦身的效果。

山楂可以单独制作茶饮，也可以和菊花、金银花、枸杞等一起煎制或冲泡茶饮，大家可以灵活掌握。

还有一种大家熟悉的茶饮材料，就是玫瑰花，又被称为女人养颜花。中医认为，玫瑰花味甘、微苦，性温，归肝、脾经，有行气解郁、和血止痛等功效，可以治疗肝胃气痛，食少呕恶等病症。对于肝郁气滞患者来说，想要减肥，每天喝玫瑰花茶是不错

的选择。

下面我给大家介绍几个具体的护肝、减肥茶方，里面有详细的煎制方法，大家可以根据自己的身体情况来选择饮用。

护肝减肥三杯茶

◇1. 玫瑰蜂蜜茶

【原料】玫瑰花5朵，柠檬1片，红茶2克，蜂蜜适量。

【制法】锅中放水煮沸，放入红茶，冲泡5分钟；将玫瑰花放入红茶中，闷泡2分钟后放入柠檬片、蜂蜜即可。

【用法】代茶频饮，每日1剂。

【功效】消脂减肥、护肝、利尿、促进新陈代谢、化痰止咳、生津健脾、消炎杀菌。

【主治】身材肥胖、咳嗽痰多、脾胃不和等。

◇2. 双花山楂茶

【原料】山楂6克，菊花6克，金银花6克，枸杞子3克，蜂蜜适量。

【制法】将山楂、菊花、金银花、枸杞子洗净放入锅中，加水煎汤；用茶漏过滤取汁，加入适量蜂蜜调味。

【用法】每日1剂，分2次温饮。

【功效】消脂减肥、化滞、活血化瘀、平肝明目、散风清热、解毒、降压。

【主治】肥胖、高血压、高血脂等。

◇3. 苦瓜减肥茶

【原料】苦瓜1个，茶叶50克。

【制法】将新鲜苦瓜切开，去瓜瓤，把茶叶放入瓜中，用线缝合，挂通风处阴干；用干净纱布蘸温水擦净苦瓜外部，连同茶叶一起切碎，混合均匀；每次取10克，放入保温瓶中，用沸水冲泡，焖放30分钟后饮用。

【用法】代茶频饮，每日1剂，可续水冲泡，当日饮完。

【功效】清热降火、解毒排毒、利尿、减肥、明目。

【主治】肥胖、眼赤目涩等。

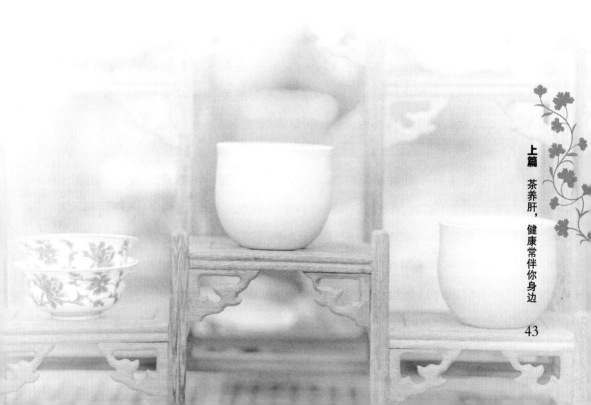

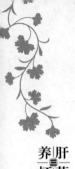

第四节　油炸油腻，肝在恶化
——一杯茶在手，健康自然有

读者问：记得小时候，逢年过节家里就会炸不少好吃的，油条、麻叶、茄夹、酥肉等等，吃得那叫一个过瘾。但是最近几年，妈妈不喜欢炸东西了，她说油炸的食品不健康。不仅如此，平时她也总是唠叨我，说在外面吃饭要少吃油炸的，少吃培根、香肠、方便面等加工食品，反正挺多的。我也知道，她说的有道理，但有时候忙起来，往往都是吃点快餐啥的填饱肚子就算了，怎么可能那么讲究呢？吴教授，我给您说了这么多，其实还是想让您给我们介绍几个茶方，可以减少不健康食品带来的危害的那种。

看来关于油炸食品、加工食品不利于健康的观念大家都还是有了，但你说的也很现实，毕竟有很多人忙于工作、学习，有时候吃饭难免凑合，年轻人一般还都喜欢吃洋快餐，炸鸡、薯条之类的，不仅方便美味而且似乎很有"派"。但是，我还是想给大家说说这些不健康食品会给身体带来哪些伤害，以此提醒大家尽可能少吃。

大家都知道，油炸食品吃多了会导致肥胖，还可能导致胆固醇水平升高等，但大家可能不知道，其实，吃油炸食品过多对肝脏也会造成明显的伤害。美国哥伦比亚某公司曾做过一项研究报道，发现一个人如果连续吃油炸食品一个月，将会引起人体内酶的变化，这种变化类似于肝炎。另外，美国医学专家德鲁·奥登博士也指出，油脂以及饱和脂肪酸的堆积会导致脂肪肝。所以，一个人如果大量食用油炸食品，会增加心脏病及肝病的发病率。

不仅油炸食品伤肝，加工类食品对肝脏的危害性更大。加工类食品又称之为"垃圾食品"，因为很多加工食物中添加了防腐剂、色素、人工甜味剂等食品添加剂，这些添加剂中含有大量人体难以分解的化学物质，食用之后会增加肝脏的解毒负担，从而导致肝脏功能受损。

当然，我们很难做到绝对不吃油炸类和加工类食品，但尽量让自己少吃，另外要确保所用食材是健康卫生的。如果感觉自己哪段时间加工油炸类食品吃得太多，要想办法进行补救。比如，平时可以多喝荷叶消脂茶、山楂化脂茶等具有降脂解油腻效果的茶饮。关于山楂的降脂减肥功效，咱们在前面已经讲过，在这里就不重复了，下面说说荷叶。

荷叶是一种常见的药食两用的材料，味苦，性平，归肝、脾、胃经，具有清热解暑、化湿、升发清阳、凉血止血等功效，临床上常用于治疗暑热烦渴、暑湿泄泻、脾虚泄泻等病症。所以，很多人在夏天时喜欢将荷叶和绿豆、冰糖同煮，制作美味可口的解暑饮料来饮用。另外，荷叶还有降血压、降血脂、减肥的功效，可与山楂、决明子一起制作茶饮，能更好地减肥、降脂、降压。最后，我再提供几个具有降脂护肝、解腻减肥功效的茶饮方子，大家可以参考选用。

降脂解腻三杯茶

◇1. 山楂化脂茶

【原料】山楂30克，麦芽30克，茶叶5克，荷叶6克。

【制法】将山楂、麦芽洗净，放入锅中；加水煎煮30分钟，放入荷叶、茶叶；再煎10分钟取药汁备用；向药渣中加水再煎煮一次，然后将两次的药液合并。

【用法】代茶饮用，每日1剂，当日饮完。

【功效】消食降脂，平肝降压。

【主治】高血脂、高血压、脂肪肝、肥胖等。

◇2. 荷叶消脂茶

【原料】鲜荷叶1张。

【制法】将鲜荷叶洗净，切丝；将荷叶丝放入锅中，加水煎煮20分钟；去渣取汁。

【用法】代茶饮用，每日1剂，当日饮完。

【功效】降脂减肥、健脾利湿。

【主治】各类型脂肪肝。

◇3. 二子茶

【原料】枸杞子30克，萝卜子10克。

【制法】将以上2味茶料洗净，晒干，装入纱布袋中，扎紧口，放入茶杯；以适量沸水冲泡，加盖焖放15分钟。

【用法】代茶饮用，每日1剂。可回冲3～5次，当日饮完。

【功效】化食消脂，滋补肝肾。

【主治】各类型脂肪肝，尤其适合肝肾阴虚型患者长期饮用。

第五节　过量饮酒，酒精伤肝
——茶能解酒毒，坐上宾客熟

　　读者问：记得小时候过春节还是充满快乐的，放下压岁钱、新衣服、新玩具不说，光那个长长的假期就够欢腾的。现在人到中年，春节时各种应酬，比平时累多了。其实，如果单纯是累也不怕，最怵的是饭局，朋友亲戚一扎堆，喝酒就成了联络感情必不可少的程序。有的人还比较好，不勉强人，尽力而为就行了，有的就不行了，劝酒劝得那叫一个"真诚"，真让人急也不是恼也不是，只能勉为其难地喝。酒量大的还好，像我这种"菜鸟"真的应付不了，喝得真难受呀！吴教授，我看不少养生章里说茶可以解酒，但也有人说喝酒时喝茶不好，您能否给大家讲讲喝酒时到底能不能喝茶，还有喝酒对身体有哪些危害呢？

　　这位读者朋友提出的问题很具有普遍性，咱们就先来讲讲喝酒，尤其是过量喝酒对身体的危害。逢年过节，亲戚朋友一起喝点酒是很正常的，但过量饮酒对人体有很大的伤害。其中受伤害最严

重的就是我们的肝脏，所以奉劝那些喜欢硬"劝"别人喝酒的朋友，一定要改掉这种害人又害己的坏习惯。

大家知道，肝脏具有代谢功能，中医将其称为"解毒"。所谓"毒"，就是指人体不需要的、过剩的、对人体有伤害的，以及不能顺畅排出体外的东西。所以，对于我们的身体来说，过量的酒精也属于"毒"的一种。大家知道，酒的主要成分是乙醇，现代医学研究证明，当酒精进入人体后，90%以上要通过肝脏进行代谢。在代谢过程中，乙醇会产生一种叫乙醛的物质，这种物质对肝细胞具有直接的毒害性，会使肝细胞发生脂肪变性或坏死。所以，如果一个人长期大量饮酒，可导致酒精性肝炎、肝硬化。

据医学临床统计，酒精性肝病的发病率仅次于病毒性肝炎，是第二大类肝病，而且酒精性肝病的发病率与一个人的饮酒史长短、酗酒量是呈正比的。也就是说，一个爱喝酒的人，如果不能及时控制喝酒频率及饮酒量，很可能会诱发肝病。所以，我们要想保护肝脏，就不要饮酒过度。尤其对于慢性肝病患者来说，更要严格戒酒。

虽然大家都知道喝酒有害健康，但很多情况下也难免会喝一些。那么在饮酒后之后，有什么办法来减少酒精对肝脏的伤害呢？有不少人认为，酒后喝点浓茶可起到解酒作用。其实这是不对的。刚才咱们也讲过了，酒精要通过肝脏来进行分解，这个分解过程其实就是我们说的解酒的过程，这是需要时间的，正常情况下需要2～4个小时左右。如果一个人在饮酒后立即饮用浓茶，由于茶叶中的茶碱具有利尿作用，促使体内尚未分解的乙醛过早进入肾脏。而肾脏本身又不具有解毒功能，这会导致肾脏受到损伤，所以那些酒后经常喝浓茶的人更容易出现肾病。

不仅西医不主张酒后喝浓茶，其实中医也是反对酒后饮用浓茶的。比如，李时珍在《本草纲目》中就有"酒后饮茶伤肾，腰腿坠重，膀胱冷痛"等记载。中医认为酒味辛辣，入肺经，肺与大肠相表里，饮酒后应使其发散，促进气血流通，从而达到醒酒的目的，但是茶味苦，属阴，主降，如果酒后饮茶会将酒性驱赶到肾部，而肾主水，水生湿，于是便会形成寒滞，也就出现"腰腿坠重，膀胱冷痛"等症状。

上文中我们说到的"茶"是指传统意义上茶，这些茶都含有茶碱。但也并不是说，一个人饮酒后什么样的"茶"都不能喝。下面我给大家介绍几个具有解酒保肝功效的茶饮，如果什么时候感觉自己喝酒喝多了，可以选用一种茶试试，相信这些茶将会有不错的解酒效果。

解酒保肝三杯茶

◇1. 山楂荷叶茶

【原料】山楂50克，荷叶50克，薏仁50克，葱白30克，白糖20克。

【制法】将前4味茶料洗净，放入锅中；加水煎汤，去渣取汁，加入适量白糖调味。

【用法】代茶饮服，每日1剂，当时饮完，最后将山楂吃掉。

【功效】解酒保肝，健脾和胃。

【主治】醉酒后恶心呕吐、脘腹胀满等。

◇2. 牛奶椰汁茶

【原料】牛奶100毫升，椰汁100毫升。

【制法】将牛奶煮沸，把椰汁兑入牛奶。

【用法】代茶饮用，每日1剂，当日饮完。

【功效】解酒护肝、清暑益气。

【主治】酒后口渴、恶心欲吐、胃脘不适、小便不利、冷汗淋漓等。

◇3. 桂香醒酒茶

【原料】桂花（干品）30克，乌梅60克，冰糖30粒。

【制法】将以上所有茶料分成10份，装入10个茶包袋中；每次取1个茶包放入茶杯，以适量沸水冲泡，1分钟后倒掉；再次冲入沸水，焖置20分钟。

【用法】袋茶饮用，可反复冲泡。

【功效】解酒护肝、开胃解腻、生津止渴。

【主治】酒后恶心呕吐、脘腹胀满等。

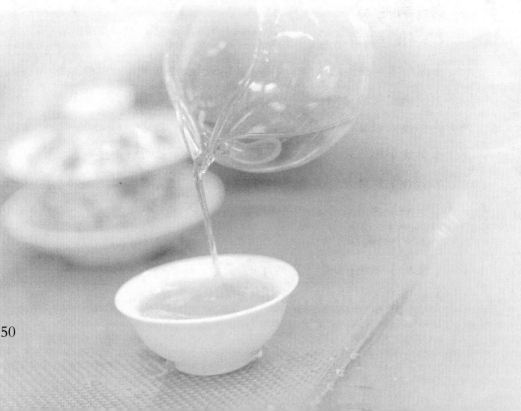

第六节　尿频不尽，毒素伤肝
——茶能通小便，身轻体又健

读者问：有一些老年朋友，经常会遇到"尿不尽"或"尿频"等问题。为此，很多老年人最怕出远门，说出来又感觉难为情。吴教授，我想知道，这种现象会不会对身体造成伤害呢？对这些老年朋友，有什么办法来缓解他们"尿不尽"或"尿频"之苦呢？

常言道，吃喝拉撒睡，人生五要事。所以说，排尿是我们生命中相当重要的事情，不要有什么难为情。关于"尿"，中国古代哲学家庄子有句话说："道在屎溺。"溺就是尿的意思，就是说不要认为屎尿都是很脏很俗的东西，在里面有着生命的大道理。

据说，有一个50后的老将军，在朋友聚会上喝多了酒，在路途中让司机半道停车下车小便，由于怕人等得急，没尿完就上车了。从此以后，不知道怎么回事，他总感觉自己尿不尽，而且慢慢地也患上了尿频。

大家都知道，如果尿频、尿不尽会整个身体都感觉不舒服。

同时，排便不畅现象也在伤害我们的身体，极容易造成前列腺炎。然而，在现实中仍有很多人忍受这样的痛苦。比如很多人睡到半夜时会有想小便的感觉，但一旦来到卫生间就淅淅沥沥尿个不停，好像永远无法画上一个圆满的句号。更有时候，尿出来的小便十分发黄，就像啤酒的颜色。从中医理论上分析，小便的问题很多时候都与肝脏有关系。这到底是怎么回事？很多人都认为这是两个八竿子打不着的事情啊。其实不是这样的，据《经脉篇》记载："肝所生病者，遗溺，闭癃。"《脉要精微论》也记载："仓廪不藏者，是门户不要也。水泉不止者，是膀胱不藏也。得守者生，失守者死。"也就是说尿不尽的问题，可以大胆猜测是肝脏生病了。

其实，万事万物都是有因果的，为什么这种情况会发生在有些人的身上？很多时候是因为他们没有养成良好的修养身体的习惯。比如早晨起床后不及时排尿。我相信，在座的很多朋友想必也有类似的问题吧？欧洲肝脏研究协会专家丹尼尔·帕拉迪博士的研究结果表明，每个人的体内都会不知不觉积累毒素，但毒素并不可怕，人体都有自然排除垃圾毒素的功能，比如排尿、排汗、排便等等。如果能够养成早上排尿的习惯，则能够将隔夜的毒素排除。如果不及时的话，则会造成毒素滞留。一次两次肯定没问题，随着时间的推移，不知不觉我们的肝脏就有了麻烦，其中一个突出的表现就是开始尿频、尿不尽。真可谓"冤有头债有主"，人生祸福皆有因果。

如果一个人经常尿频、尿不尽，也会引起生理和心理的双重紧张，使血压升高、心跳加快，如果这个人本来就患有心绞痛、心肌缺血等心脏疾病，就有可能导致心律失常，严重时会诱发猝死。所以，我在此提醒大家，一旦患有尿频、尿不尽疾病，千万不要认为是小病不需要瞧大夫。要知道，"千里之堤，溃于蚁穴"啊，与健康有关的事情都不可等闲视之。

可能有朋友会感觉我说得太严重了，认为那些因为心理紧张而导致猝死是极端的个例，作为身体健康的正常人，这种"难言之隐"不会出什么大问题。对不起，我必须负责任地告诉大家，这种想法是错误的。临床上就曾经有这样的病例，有慢性肝病患者自述，每次都是尿频，甚至尿不尽，这样折腾几次，一天下来感到全身乏力。

我们前面讲的是身体正常的人，这些人可以通过及时排尿来减少尿液中的毒素对身体的伤害。另外还有一部分人，他们由于身体健康情况不佳，经常会出现尿频、尿不尽等排尿问题。对于这一人群来说，除及时接受医生的专业治疗外，还需要通过其他方法来排除身体中的垃圾毒素，以保护肝脏。在这里，我给大家介绍几种具有护肝、利小便功效的茶疗方法，有泌尿障碍的朋友可以用来缓解病症，健康没问题的朋友可以用来保健。

比如西瓜翠衣，也就是西瓜的青色外皮，我们平时吃过西瓜后瓜皮都是扔掉的，其实这是好东西。中医认为，西瓜翠衣性凉，味甘，如果煎茶饮用，具有清暑解热、止渴、利小便等功效。另外，还有玉米须，大家吃煮玉米时往往总是毫不留恋地把它当垃圾扔掉，其实玉米须也有利尿、降压、利胆、止血等作用，对于肾炎、肝炎患者来说，在进行常规治疗之外，可以用玉米须煮茶进行辅助治疗。虽然它的治疗效果不如西医来得快，但其作用相对比较持久。

不单单是西瓜皮和玉米须，其实我们身边有很多司空见惯的东西，只要利用好了都会有大作用。下面我给大家介绍几种具有利尿

护肝作用的茶方。

利尿护肝三杯茶

◇**1. 翠衣茅根茶**

【原料】西瓜翠衣（鲜品100克）40克，鲜白茅根60克，赤小豆30克。

【制法】将以上3味茶料洗净，放入锅中，加水煎汤，去渣取汁。

【用法】代茶饮用，每日1剂，分3次饮完。

【功效】清热解毒、消肿利尿。

【主治】急性肾盂肾炎水肿、肝炎等。

◇**2. 玉米须茅根茶**

【原料】玉米须50克，白茅根50克。

【制法】将玉米须、白茅根洗净，加水煎汤，去渣取汁。

【用法】代茶饮用，每日1剂，连续服用4～5。若症状好转再连续服用4～5天。

【功效】清热解毒、利尿消肿。

【主治】肾炎、肝炎等。

◇**3. 竹叶利尿茶**

【原料】竹叶10克，茶叶5克。

【制法】将以上2味茶料放入杯中，以适量沸水冲泡。

【用法】代茶饮用。

【功效】清热泻火、利尿通淋。

【主治】急性尿路感染、小便淋漓涩痛等。

第七节　药物泛滥，让肝很烦
——茶能解药毒，无毒一身轻

　　读者问：记得有段时间，曾有篇新闻引发了众多网友的热议。报道中说，内地某女星在国外高烧16天之久，由于当地医生无法给她退烧，无奈之下只好选择回国治疗。回国后，医生诊断她患的是化脓性扁桃体炎，经过大量抗生素与退烧药的治疗，高烧得以控制。看到这一情况，不少人感叹，如今中国的医疗水平比国外还先进。慢慢地，有人醒过味来了，开始认识到这种观点是错误的，其背后隐藏的真相令整个中国人都感到恐惧。为什么中国人经常会出现高烧不退现象呢？其根本原因就是平时滥用药物闹的。吴教授，作为医疗工作者，您对这一现象有什么看法？另外就是，有没有什么好的办法，能够排除我们身体中因滥用药物而积存下来的药毒？

　　这位读者提到的新闻，我当时也看到了。说句真心话，当我看到这篇文章后，第一感觉就是为国人的无知而感到可怕。对于抗生素之类的药物，大家都熟悉的不能再熟悉了，常常是患个小感冒，

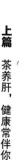

抗生素也被作为首选药物。久而久之，就造成人体中耐药病菌的诞生。可以说，身体的耐药性，正是这位女明星在国外治疗中高烧不退的真正原因。

在很多国家，政府对抗生素类药物管制得非常严格，病人要想买抗生素药，需要医生开处方。如果有医生为了私利乱开处方，将会失去从业资格，严重者甚至会坐牢，所以国外的医生不会轻易给病人用抗生素之类的药物。

很多出国的朋友都深有体会，当中国人与其他国家的人患了同样的病，外国人可以药到病除，而中国人吃了国外的药物却不管用。为什么会这样呢？其根本原因就是，中国人身上的病菌抗药性强，能够耐住一般药物，只有大量使用抗生素才能够抵制细菌对身体的袭击。

关于药物的使用情况，中科院曾经发布过一个调查统计数据，2013年中国使用抗生素占全球用量的一半，平均到每个人的用量，是英国的5.7倍，美国的5.5倍。可以说，这是一个很可怕的数据。

现代医学证明，抗生素药物的应用，是助长人体耐药性的重要因素之一。很多人可能都有类似这样的经验，本来自己只是感冒发烧，却久治不愈，只有用了"升级版"的抗生素才管用。对于这种现象，有人说中国人越来越"矫情"，其实这都是滥用药造成的恶果。

滥用药物不仅会使人体产生"耐药性"，而且药物本身对人体造成的伤害也不容忽视，其中最明显的就是药物对肝脏的伤害。古话说"是药三分毒"，这句话告诉我们，再好的药物也难免对人体产生不良反应。

前面我们也说过了，肝脏承担着物质转化、能量代谢、解毒等多种生理功能，所以有人将肝脏比喻成人体的"生化加工厂。"同时，肝脏也是一个脆弱、敏感的器官，很多因素都会对其造成损伤，比如我们原来讲过的过量饮酒、不良睡眠习惯等。另外，还有一个极易造成肝脏损伤的因素，就是药物。

　　对于药物的使用，很多人有一个误区，认为只有西药才会对身体造成伤害，而中药是纯天然的，没有副作用，其实这是错误的。我们说任何事物都是辩证的，有其两面性，中医也不例外。比如，临床治疗中发现，有些治疗皮肤病、风湿性骨关节、肾炎等病的中草药，虽然其疗效甚好，但却会导致肝损伤。所以，当我们生病时，需要在医生的指导监督下用药，切不可凭感觉乱用药。

　　听到这里，可能会有朋友说："吴老师，既然是'药三分毒'，那我就尽量不吃药，或少吃药，平时我多吃一些保健品总可以吧！"其实，这也是一种不可取的错误行为。一些不负责任的保健品推销者，总是利用大家的认知误区来误导消费者，一说就是医院如何如何黑心，西药如何如何可怕，而他们的保健品则是传统的中药成分，不但可以治病，而且没有任何毒副反应。这其实就是在忽悠消费者，希望大家在食用保健品时多了解一些有关知识，以增强自己的判断能力。

　　当然，我并不是说保健品不能吃，确实，有些质量好的保健品对人的健康是有益处的。但现在保健品市场良莠不齐，而且食用保健品的主要是老年人，其本身器官功能就有所下降，如果乱吃保健品很容易对身体造成伤害。因此，我在这里再一次提醒大家，当身体不适时首先要到正规医院检查，进行合理治疗，切不要乱用

保健品。

在现如今滥用药物的大趋势下，我们如何来保护自己的肝脏呢？在这里，我给大家推荐几款具有养肝、护肝、解毒等功效的茶方，以保护我们的肝脏不受药毒伤害。

养肝解药毒三杯茶

◇1. 芍枳草茶

【原料】炒白芍3克，炒枳壳2克，炙甘草2克。

【制法】将以上3味茶料洗净，沥干，共同研成粗末，装入纱布袋中，扎紧口；将茶袋放入杯中，以适量沸水冲泡，加盖浸泡25～39分钟。

【用法】代茶饮用，分2～3次温饮。

【功效】养血揉肝、温中止痛、解药毒、调和诸药、补脾和胃、消积。

【主治】药物伤肝、胃痛、胁肋痛、积食等。

◇2. 参香黄砂茶

【原料】党参3克，广木香1.5克，姜黄2克，阳春砂仁1克，大枣5克。

【制法】将前4味茶料洗净，沥干，研成粗末；将大枣去核；将所有茶料装入纱布袋中，扎紧口，放入杯中，以适量沸水冲泡，加盖浸泡25～30分钟。

【用法】代茶饮用，午饭、晚饭后分2次温饮。

【功效】护肝、温中和胃、醒脾、生津止渴、解药毒。

【主治】药物伤肝、脾胃虚弱、气血津液不足、气血两亏等。

◇ **3. 乌枣茶**

【原料】乌梅15克，大枣15克。

【制法】将乌梅、大枣洗净，沥干；将大枣去核，同乌梅一起放入纱布袋中，扎紧口；将茶包放入杯中，以适量沸水冲泡，加盖浸泡30～40分钟即可。除以上方法外，也可以将乌梅、大枣用文火煎汤，煎至乌梅软、大枣熟透。

【用法】分数次代茶温饮。

【功效】养肝排毒、健脾和胃、解药毒。

【主治】药物伤肝、胃虚少食、脾虚便溏、虚热烦渴等。

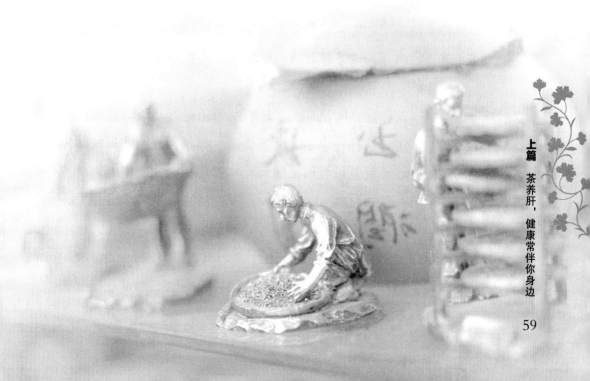

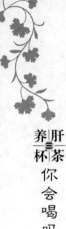

第三章　花花草草作用大，养肝需要常饮茶

第一节　以茶养肝，如鱼得水

读者问：吴教授好，我现在四十五岁了，我哥哥比我大三岁，以前被查出慢性肝病，当时知道后都挺恐慌的，后来我发现他经常泡茶喝，可以说每天都是茶不离手。现在他的肝病完全康复了，我想知道茶对肝病的辅助调理是否真的有效？

这位朋友，你这么问是什么意思呢？难道是怀疑茶对肝病的调理作用吗？其实，这种疑虑是完全不必的。而且，你刚才提到的你哥哥的病情好转不就是最好的证明吗？众所周知，我们中国人从古至今就爱饮茶。茶文化融合了养生、道家、儒家以及佛学的相关元素，可以说如今的茶文化真正超越了单纯的物质层面，真正打通了人体身心障碍，让我们每个人都能体验到身体的健康和内心的喜悦。

现代人生活习惯不规律，喜欢通宵熬夜，喝酒、抽烟更是家常便饭，加上复杂的人际关系和社会压力，这一切的透支行为都算在了我们肝的账上。久而久之，我们的肝累倒了，它生病了。这个时候，我们最便捷的养肝方式是饮茶。为什么这么说呢？如果打个比方的话，肝就像鱼，茶就像水，有水的滋润和养护，肝就会获得健康。要想让肝的活力长存，我们就有必要让自己养成喝茶的习惯。

说到喝茶，那么喝什么茶呢？我建议要打破常规茶饮的概念，除了绿茶、红茶、乌龙茶之外，我们也可以将中草药进行煎茶来饮用，可以将其称之为药茶。既有药的功效，又有茶爽口润肝、赏心悦目的一面。

记得有个朋友肝不舒服，找到我请求良策。按照他本人的话说就是，吴教授，给我多开几味药吧！事实上，我并没有这么做，如果不是肝脏发生了病变，一般情况下我是不赞同吃药的，正所谓"是药三分毒"，即使是中药也不例外。我给他的建议就是多喝五味红枣养肝茶，可以将药性温和养肝的中草药进行泡茶来喝，通过这种春风化雨的力量悄然养肝。这位朋友一连坚持饮用了三个月，据他反映饮用药茶之后浑身都感到舒畅无比，肝部原来不舒服的症状也不知不觉消失了。现在，朋友坚持饮茶，养成了一种健康的生活方式。

其实，五味红枣茶具体的做法相当简单。首先需要选择五味子10克、红枣5枚、冰糖20克，然后将五味子洗净、去杂质；将红枣洗净、去核；将五味子、红枣、红糖一同放入锅中，加清水250毫升，先用大火把水烧开，然后再用小火煎煮25分钟，去渣取汁即可代茶饮用。这款茶具有补肝养肾、益气生津、止泻、涩精、安神等功效。而且，它不仅在预防调理上作用非凡，而且在缓解无黄疸型肝

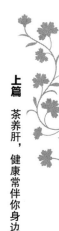

炎、迁延慢性肝炎、肝硬化转氨酶增高等病症也发挥着重要作用，我的很多血瘀型肝炎、肝纤维化等患者都反映效果不错。

关于茶对肝胆的功效，已经得到世人的公认。如果我们能仔细看下这些中草药的名字就可得出一些信息。比如赶黄草，意思就是将黄疸赶跑的一种神草。这不就是对付肝病的一种克星吗？《救荒本草》中记载，赶黄草具有清热解毒、退黄化湿，活血散瘀，利水消肿之功效。在苗族的民间经验中，赶黄草对肝病效果明显，当地人称之为"神仙草"。这一点也得到了现代科学的证明，赶黄草内包含的有效成分具有保护肝脏的作用，可有效激活肝脏细胞、抑制肝纤维化、肝硬化以及对付甲肝、乙肝等均有神奇的疗效。

一般来说，茶对肝脏的养护主要体现在以下几个方面：

1. 化解脂肪。在生活中，我们处处可见将军肚、啤酒肚，这样的人一般都容易得脂肪肝。多多进行茶疗，可有效清脂降浊、化积散瘀，从而有效促进脂肪的分解，增强肝脏的脂肪代谢能力，达到脂肪代谢平衡状态，降低对肝脏的压力和危害。有不少人养成喝茶的习惯之后，有一天发现自己的将军肚和脂肪肝都不见了。

2. 清排肝毒。不知你有没有这样的经验，但早上起来，我们呵出口气，隐约闻到自己口出的臭味，甚至感到口苦难受。一般来说，这是由于熬夜过多、肝火旺盛造成的。多饮养肝茶，可有效疏肝理气，利水渗湿。比如蒲公英茶，可以有效地清肝利胆、清热解毒，从而协助肝脏将分解的毒素排出，从而使你不再焦躁不安，肝火因此平息，口苦口臭的现象也从此不见了。

3. 保肝护肾。中医认为"肝肾同源"，如果人体感到疲惫乏力、萎靡不振，很多时候是因为人体阴阳失衡，肝肾功能虚弱造成的。这个时候调理的方式还是选择饮茶。比如，五味子可以在保护肝脏的同时益气生津，何首乌补肝益肾、强健筋骨，等等。这些都是泡茶的好材料，让肝肾精气十足，动力源源不断。

的确如此，以茶养肝绿色健康，对身体没有毒副作用，而且口感清冽、爽口入心。无论是日常饮用，还是养肝防病，都能在其中发挥积极的作用。我时常在朋友聚会的时候，大力倡导和推荐。为了便于大家亲手学会茶养生的秘诀，我在此特别分享几个茶方。

养护肝脏三杯茶

◇1. 橘皮萝卜茶

【原料】鲜橘皮50克，白萝卜1000克。

【制法】将白萝卜放入水中，浸泡片刻后用清水清洗表皮，然后用温水冲洗干净，切小丁；将鲜橘皮洗净、切丝同白萝卜一同放入粉碎机，压榨取汁。

【用法】代茶饮用，每日1剂，当日饮完。

【功效】养护肝脏、消脂、顺气、消食。

【主治】各类型脂肪肝。

◇2. 化瘀养肝茶

【原料】山楂25克，丹参50克，枸杞子25克，冰糖6克，蜂蜜100克。

【制法】将前3味茶料一同放入锅中，加水1000毫升，煎煮20分钟左右，去渣取汁，加入冰糖、蜂蜜，搅拌均匀。

【用法】代茶饮用。

【功效】保肝护肝、滋补肝肾、活血化瘀、生津止渴、补气养血、疏肝理气等。

【主治】各类肝炎。

◇3. 黄花保肝茶

【原料】黄花菜10克，生甘草8克，五味子5克，大枣50克。

【制法】将以上4味茶料洗净，放入茶缸中，以适量沸水冲泡，加盖浸泡5分钟。

【用法】代茶饮用，每日1剂。

【功效】养肝补血。

【主治】乙型肝炎。

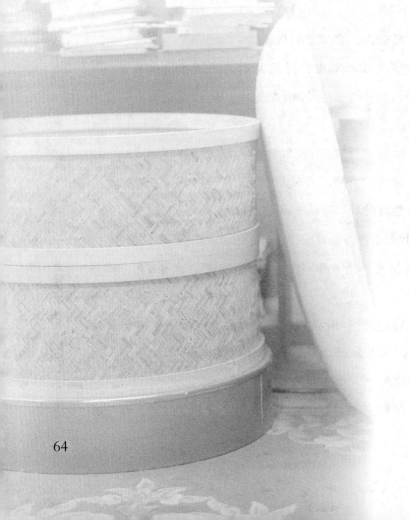

第二节　茶疏肝气，养足精气神

读者问：吴教授您好，我在一家国企上班，算是中层干部。最近工作压力很大，虽然没有生病，但总觉得身体不对劲，比如没精神、没胃口、烦躁，甚至连月经也不正常了，这是怎么回事呢？

根据你的描述，我觉得你的情况很有可能是长期压力大所造成肝血运行不畅引起的。人体的肝脏就像城市交通一样，喜欢顺畅，怕堵，更怕郁闷压抑、生闷气、钻牛角尖，这些都会阻碍肝经气血的运行。一旦肝经受堵，肝血输送不畅，肝火就会上走，导致肝气横逆，身体就会出现问题。老实交代，除了工作压力之外，你最近跟老公关系怎么样？是不是经常吵架？注意，以后要多想开点，照顾你老公的情绪，不要总是吵架，让双方的精神压力太大。

那么，肝经受阻之后，身体具体会出现哪些问题呢？有的人会出现胃口不佳、头痛头晕、胸痛、烦闷、两肋胀痛等问题；女性的朋友会出现情绪不佳、爱叹息、月经不调等问题，就像这位读者一样。很多女孩子经期之前爱生气，这对肝脏是很大的负担，一定要

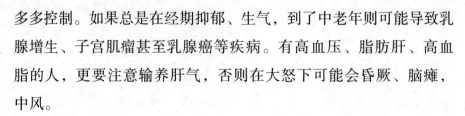

多多控制。如果总是在经期抑郁、生气，到了中老年则可能导致乳腺增生、子宫肌瘤甚至乳腺癌等疾病。有高血压、脂肪肝、高血脂的人，更要注意输养肝气，否则在大怒下可能会昏厥、脑瘫、中风。

想要肝脏顺畅条达就要注意控制情绪，平时早睡早起。在饮食上，可以选择一些疏散肝气郁结的食物。

肝郁脾胃不好可以选用一些健脾益气的食物，比如山药、胡萝卜、南瓜、包心菜、扁豆、高粱米、薏米、荞麦、栗子、莲子、橙子等食物。

脾气暴躁爱生气可以选择清热去肝火的食物。如绿豆芽、金针菜、黄豆芽、芹菜、白菜、包心菜、苦瓜、苦菜、西红柿、绿豆、丝瓜、李子、青梅、山楂及柑橘等等。

除此之外，经常饮用花茶也是不错的疏肝养肝的灵方妙法。当肝郁气滞心情不好的时候，我向大家推荐一款玫瑰花茶。在花茶中，玫瑰花有"解郁圣药"的美名，是暴躁脾气的"灭火器"。想要在压力大、节奏快、人事复杂的环境中解郁达心，一杯疏肝养气的玫瑰花茶可以让浮躁的情绪安顿下来。

据古书中记载："玫瑰花，性温，入肝经、脾经。"中医典籍中论述得更加详细："玫瑰花香气最浓，清而不浊，和而不猛，柔肝醒胃，流气活血，宣通窒滞而绝无辛温刚燥之弊，断推气分药之中，最有捷效而最为驯良者，芳香诸品，殆无其匹。"由此可见，玫瑰花具有理气解郁、和血散瘀的功效，可以治疗肝胃气滞、胸胁胀满、乳房胀痛、月经不调等问题。

我有个远房亲戚，有一次陪家人过生日，他心情高兴之下就多喝了几杯冰镇啤酒。谁知却闹了肚子，恰好第二天工作上又有些不顺心。后来虽然不闹肚子了，但总是胸闷，肚子发胀，有时候还恶心呕吐。到医院检查，没发现脾胃有什么问题。于是他找我问诊，我建议他买些玫瑰花茶加入生姜煮水喝，每天两次。

他将信将疑，因为他性情豪爽，是个有点大男子主义的爷们，在他的意识里玫瑰是女人才用的，自己用玫瑰花茶总显得有些娘，呵呵。不过，他最终还是喝了一周的玫瑰生姜茶，显而易见，脾胃状况和心理都大大改善了。

事实上，玫瑰虽然是女孩子心爱之物，但玫瑰花的理气解郁、活血的功效是不分性别的。脾气暴躁、心情不佳的男士同样可以喝一些，来通达肝脏之气。

玫瑰花炝制起来很简单。当你感到自己心情不好或焦躁不安时，可以取15克玫瑰花，加入开水浸泡5分钟，加入冰糖或者蜂蜜饮用即可。如果女性月经疼痛，可以加入生姜3片，大枣5枚，从而有效缓解月经下腹疼痛。值得注意的是，月经量大的话要忌玫瑰花茶。

下面，我给广大读者推荐三款疏肝理气的茶疗佳品！

疏肝理气三杯茶

◇**1. 酸枣仁茶**

【原料】酸枣仁30克，甘草5克，枸杞子5克，蜂蜜适量。

【制法】将酸枣仁、甘草、枸杞子放入杯中，以适量开水冲泡，15分钟后加蜂蜜调味即可饮用。

【用法】代茶饮服，每日1剂。

【功效】养肝、养血安神、清热除烦、补脾益气、解毒、祛痰止咳。

【主治】本茶适合神经衰弱、失眠多梦、更年期综合症等人群饮用。

◇2. 脑清茶

【原料】枸杞子60克，桂圆60克，麦冬60克，甘菊30克，夏枯草30克，金橘饼30克，五味子30克，首乌30克，黑桑葚120克，炒决明子25克。

【制法】将以上所有茶料研制成粗末，每次取15克放入茶杯中，以适量沸水冲泡即可。

【用法】代茶饮用，每日2次。

【功效】清肝明目、健脑益智、静心安神。

【主治】本茶方适合患神经衰弱、失眠多梦、健忘等病症者饮用，为安神健脑保健茶方。

◇3. 养阴安神茶

【原料】生地黄90克，莲子心20克，甘草20克

【制法】将生地黄研成粗末，将地黄末和莲子心、甘草均分成10分，装入10个茶包袋中；每次饮用时取1包，放入杯中以沸水冲泡，1分钟倒掉；再次往杯子中倒入沸水，焖置10分钟即可饮用。

【用法】代茶饮用，可反复冲泡。

【功效】安心定神、改善失眠。

【主治】本茶可治疗阴虚失眠、睡觉盗汗、手脚心发热等病症。

第三节　茶祛肝毒，让你青春常驻

　　读者问：肝脏是人体最大的解毒器官，排毒的任务肝脏几乎时时刻刻都在进行，那么，所谓的肝脏之毒究竟又怎么来的？我们该怎样才能将肝毒排除呢？

　　其实，关于排毒很好理解，这就像我们经常清理油烟机一样的道理。大家都知道，如果家里脏了怎么办？很简单，用扫帚扫一扫就可以了。那么，如果身体中有了毒素也需要好好地清理。人吃五谷杂粮，外有五邪伤身，内有七情致病，五脏都会或多或少地滞留毒素，这些毒素就像河里的沙子会淤堵经脉影响五脏气血生机的运行。而肝脏很多时候就扮演这样一个河道清道夫的角色。

　　中医经典《黄帝内经》认为，人体的毒素分为内源性及外源性两种。外源性毒主要包括六淫之毒，具体是外界入侵机体的病毒。而内源性的毒主要有寒毒、湿毒、热毒、清毒、燥毒、药毒。这种分类方法现在来看仍然是十分科学的。关于排毒治病的原因，《黄帝内经》明确提出："大毒治病，十去其六；常毒治病，十去其七；小毒治病，十去其八；无毒治病，十去其九。"意思就是说，身体

无毒的时候就注意预防，99%的疾病都可以痊愈，如果等到身体毒素很大的时候再治疗，成功率只有60%不到了。这也体现了"上医治未病"中医观点。可以说，人体内的浊水、浊便、浊气都属于毒，这些没有排出去的"毒"，在人体内存留积累很就损害人体健康，具体外在表现诸如淤血、痰湿、寒气、食积、气郁、上火等。由于肝脏是最好的排毒腺体，不同于其他脏腑，肝脏的解毒过程本身也是"中毒"过程，毒素会导致肝脏病变，从而呈现出肝气不舒、肝火旺或脂肪肝、酒精肝、肝炎等疾病。这就是为什么经常喝酒的人肝脏会形成酒精肝的原理。

说了这么多理论，只是为了让大家对肝脏排毒有个初步的了解，但由于内容枯燥，估计大家都听得耳朵发腻了。有人或许会问，讲太多道理我们也听不大明白，不如这样，你就告诉我们什么情况下可以看出肝脏中毒了？关于这一点，我给大家提供几个策略：

看指甲：人的指甲是身体健康的晴雨表。古医书中曾记载"肝主筋""其华在爪"，如果指甲上有凹陷或凸起的棱线，这往往是毒素蕴藏于肝的表现。

看情绪：肝主疏泄，如果肝脏受到毒素阻碍影响气血运行，人的情绪不能正常宣泄，这时候人会有暴躁、抑郁的情绪。当一个人的情绪经常发火、愤怒，很可能肝脏有了毒素。

看脸色：肝藏血，肝气郁结会致使气血失和，淤血溢于脸部，人的脸颊上就会长黄褐斑或者痘痘。有的人还会出现头痛，或者痛经问题。

那么，当我们发现自己有了上述状况，怎样才能排除肝脏的毒呢？

第一，吃酸味、青色的食物。中医认为，酸入肝，青色入肝。酸味食物或者青色的食物具有排肝毒，养护肝脏的作用，比如一杯酸柠檬就能有效的排除肝脏之毒。

第二，每天小把枸杞。枸杞本身除了具有排毒作用之外，还能提高肝脏抗毒的能力，无形中就能减少肝脏负担。

第三，按压太冲穴。太冲属于肝经要穴位，位于足背第一、二跖骨结合部之前的凹陷中。脾气暴躁或者精神不佳的人，按压太冲排除肝脏毒素，可以很好地缓解心情。

其实，除了上述几种常规方法之外，更重要的是要养成药疗养肝的习惯。我们知道，肝脏喜条达顺畅、怕堵怕上火，它的排毒过程就是清除"淤积"，清热去火，让肝脏顺畅条达的过程。在这里我们推荐甘草清肝茶。

甘草，味甘，性平。归心、肺、脾、胃经。甘草以镇咳去痰的功效让人熟知，事实上，被称为"国老"的甘草功效范围并不限于此，从它的来历就可见一斑。

在古时候，有位郎中接诊了几位病人，让他们第二天来拿药。第二天，郎中采药晚归，病人都很着急。为了安慰病人的情绪，郎中的妻子将灶前堆放的草棍子切成一段段的小片发给病人。病人就像抓住救命稻草一样，一个个地咀嚼起来。而郎中的妻子害怕责骂，就没有将这件事告诉郎中。

不料几天以后，这几位病人竟然登门道谢，说吃了郎中的药后病全好了！这是怎么回事呢？郎中百思不得其解。经过妻子解释后，郎中这才恍然大悟，灶台前默默无名的"干草"，竟然是治疗肝病、安抚情绪的神奇妙方，因此随之传播开来。

虽然这是一件传奇典故，但是其中自有其合理真实的一面。中医与西医不同，中医是一门经验的学问，各种各样的偶然发现、误打误撞的治病良策，在中医历史上并不罕见。甘草就是这样的一种意外的发现。很多时候，人们的病不同，但甘草都能治好，历代的名医很多都认识到了这一点。南朝名医陶弘景药方中总会加入甘草，他认为甘草甘平补益，能缓能急，可为君为臣，可为佐为使，调和众药，更好地发挥药效。

对甘草，《神农本草经》评价："甘草主五脏六腑寒热邪气，解毒。"《名医别录》认为甘草："温中下气，烦满短气，伤脏咳嗽，止渴，通经脉，利血气，解百药毒。"我们知道，肝脏最重要的作用就是排毒，将有毒的物质转为无毒、低毒。而甘草的解毒作用直接清理人体的毒素，从而将肝脏的排毒负担降低，也就等于间接解除了肝脏之毒。正因这个原因，古代医生多用甘草治疗慢性肝病。

所以，如果我们养肝排毒的话，可以取甘草20克，开水1升浸泡，温饮。夏季这样喝还能解暑降温，平息焦躁的心火。脾胃不佳、咳嗽痰多者也可以多喝一些甘草水，喉间就会清爽舒畅很多。

不过，我们需要注意的是，甘草虽好但味甘甜，长时间饮用会伤及脾胃，助湿生痰；另外，有高血压、肾功能损害的人，饮用上要更加注意，避免加重病情。

养肝排毒三杯茶

◇1. 板蓝根大清茶

【原料】板蓝根30克，大青叶30克，茶叶15克。

【制法】将以上3味茶料放入锅中，加水煎汤，去渣取汁。

【用法】代茶饮用，每日2次，连续服用15日。

【功效】清热解毒、利湿退黄。

【主治】急性肝炎。

◇2. 玉米公英茶

【原料】玉米须30克，蒲公英15克，茵陈蒿15克。

【制法】将以上3味茶料洗净、放入锅中，加水煎汤，去渣取汁。

【用法】代茶饮用。

【功效】清热解毒、平肝利胆、利湿退黄。

【主治】传染性肝炎。

◇3. 银菊茅根茶

【原料】银花20克，杭菊花15克，茅根15克，白糖30克。

【制法】将茅根洗净、沥干，切成碎末，与其他3味茶料一同放入茶壶中，以适量沸水冲泡。

【用法】代茶饮用，每日1剂。

【功效】清热、解毒、利尿。

【主治】湿热壅盛型肝炎。

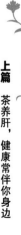

第四节　茶养肝血，貌美如花只在"推杯换盏"间

　　读者问：有一段时间，我的面色萎黄，而且身体经常发抖，同时伴有眼花头晕现象。然后我到医院检查，医生说是"肝血不足"。对于这四个字，我在生活中也经常听到。吴教授，究竟什么是"肝血不足"呢？能不能通过茶疗的方式来调养"肝血不足"的情况呢？

　　谢谢你问了一个大家都普遍关心的话题，这个问题涉及很多中医专业知识，我尽量用通俗易懂的话跟大家讲解吧。所谓肝血不足的现象，确实在生活中比较常见。在中医经典古籍中记载："肝藏血，血舍魂。"又说："诸风掉眩，皆属于肝。"什么意思呢？即风动之症、浑身发抖、头晕目眩等，很多时候都是肝血不足所引起的。所以你说自己身体发抖，医生判断为肝血不足是很有道理的。

　　你还提到一个关键的情况就是你的脸色不太好，其实这也是肝血不足的表现。在日常生活中，你是否还经常爱发脾气呢？一个肝血不足的人，容易烦躁不安，发脾气都是家常便饭。肝有着什么功能呢？中医认为，肝具有藏血和调节血液、净化血液的功能。当晚上我们卧床休息的时候，血回归肝脏，当我们白天起床行走做事时，血则畅行于四肢百骸。这个时候，肝内仍然有血液在储藏，避免人体突然遭遇的各种意外，诸如出血症状等。所以一个人只有把肝养好，气血才会充足，才会充满旺盛的精气神。

那么，如何判断自己是否肝血不足呢？其实很简单，在中医临床上一般以筋爪、双目、皮肤等外在呈现的状态来判断是否肝血不足，如果失去了血的滋润则视为血虚。当一个人肝血不足，则头面萎黄，双目无神、耳鸣头晕、视力减退。另外，当肝血不足的时候，一个人会出现四肢伸缩不畅、发抖震颤以及肌肉抽筋跳动现象。观察指甲的时候，会发现脆薄易折。晚上睡觉也不踏实，总是做一些乱七八糟的梦。

在日常生活中，有什么好的调养肝血的办法呢？从穴位按摩上说，可以经常按摩气海和足三里。从饮食角度，可以喝牛奶补血养气。中医养生著作中记载："牛奶最宜人，平补血脉、益心、长肌肉、令人身体健康、面目光悦、志不急，故为子者常须供之，以为常食。"由此可见，一个人肝血不足不可怕，不懂养生才最可怕。

有人或许会说，如今人到中年，上有老下有小，每天忙得像个陀螺似的，哪有时间和心情来养生呢！其实这不是借口，照下镜子看看自己就知道是否要下定决心了。脸色一天天发黄，是否让自己感到些微的震惊呢？中医认为，面色萎黄意味着肝血虚证需要调理。调理的关键就是要补血，肝血足则脾胃健，脾胃健则身体康。

一个人要想拥有好气血，就要肝血充足而旺盛。很多人不知道如何补血才有效，为了让大家在忙中偷闲即可调理肝血，我下面根据不同的体质推荐不同的养肝补血茶。

血虚型体质的人：这类人最突出的表现是面色苍白、贫血头晕、心悸畏寒，我建议饮用当归茶，具体材料为当归11克、鸡血藤7克、川芎11克、五灵脂7克、熟地黄2克、炒白术7克、炙甘草2克。不过要注意，肚子经常胀气的人要谨慎饮用。

气虚型体质的人：在我的临床经验中，遇见最多的就是这类人。上班族是气虚高发群体，正所谓"久坐伤血"。他们说话有气无力，面色苍白，精神困倦。如果是女性的话，90%以上还伴有痛经和月经不规律现象。对付这种情况，我建议可以饮用太子参茶。具体材料为太子参11克、麦冬11克、五味子2克、当归6克、川芎7克、木香7克、炙甘草2克、泽兰7克。经常饮用，可补中益气、养肝益肾，不过感冒的时候要杜绝。

血瘀型体质的人：如果你发现自己嘴唇暗红、手脚酸麻，而且经期血量巨大，则应该考虑自己是否属于这类人。一般情况下是因为阴虚阳亢导致气血逆乱、血流不畅瘀积成块。我建议尝试一下红枣红茶，或许会有不错的效果。取红枣10枚、红茶3克，然后将红枣洗净，剖开去核；将红枣、红茶一同放入有盖的茶杯中，以适量沸水冲泡，焖置15分钟即可饮用。每天温饮，每日1剂，可回冲3～5次，当口饮完，最后将红枣吃掉。该茶具有补气养肝、健脾益胃、美容养颜等功效。

阴虚型体质的人：这类人一般是劳累过度、心神消耗过多所致，脸色一般呈现暗色沉着、皮肤干燥等现象。我推荐一款滋阴养容茶。取康仙花2克、西洋参2克、枸杞子3克，然后用开水冲泡后，当茶饮用即可。本茶具有滋阴润燥、补气生津，长期饮用可起到补气养血、美容养颜的功效。

肝郁型体质的人：这类人喜欢生闷气，经常唉声叹气、心事重重，严重者伴有失眠和抑郁病症。这是由于肝气堵塞造成血流不畅，从而导致心烦意乱。绿茶是不错的选择。此外，还可以尝试柴胡郁金茶。具体做法是取柴胡7克、郁金7克、香附7克、川楝子7克、当归5克、川芎11克、炙甘草2克，然后将以上材料放进棉布袋，再把棉布袋及约2000毫升的水一起煮滚，接着小火煮约10分钟，1周喝约2～3次即可。

为了更好地让大家能够学会茶养生的秘诀，我下面再给大家分享养肝养颜三杯茶：

养肝补血三杯茶

◇1. 养血养颜茶

【原料】橄榄5克，龙眼5克，枸杞子3克，蜂蜜适量。

【制法】将橄榄、龙眼、枸杞子洗净放入锅中，加水煎汤；用茶漏去渣取汁，加适量蜂蜜调味即可饮用。

【用法】不拘时代茶饮用，每日1剂。

【功效】养肝润肺、滋补肝肾、益精明目、泻火解毒、养血滋阴、红润肌肤。

【主治】皮肤干燥、肤色暗淡无光泽、体力虚弱、抵抗力差等病症。

◇2. 桂花润肤茶

【原料】洞庭碧螺春5克，干桂花5克，蜂蜜、枸杞子适量。

【制法】将枸杞子、洞庭碧螺春、干桂花混合，放入茶杯中，以适量沸水冲泡；5分钟后加入适量蜂蜜调味即可饮用。

【用法】代茶饮服，每日1剂。

【功效】养肝润肺、化痰止咳、活血润喉、强肌润肤。

【主治】可作为秋冬季节的润喉、滋阴茶品长期饮用，能够治疗皮肤粗糙干裂、咳嗽、喉咙疼痛、声音沙哑等病症。

◇3. 黑豆桑叶饮

【原料】黑豆30克，桑叶12克，麦片30克。

【制法】将黑豆用清水泡3~6小时；将桑叶洗净，放入锅中，加适量水猛火煮沸，用文火再煮1小时；去渣取汁，将麦片放入药液煮沸即可饮用。如果在茶汁中加入适量蜂蜜，不仅可增强药效，喝起来味道也更加可口。

【用法】代茶饮服。

【功效】清肝明目、润肺除燥、美容养颜。

【主治】本茶可改善皮肤干燥无弹性、面容枯萎暗黄光泽等症状，经常饮用此茶可使肌肤光滑润泽，面容细腻白皙。

第五节　茶护肝利胆，清热解毒的自然之道

读者问：可能是生活习惯的问题吧，我总感到自己的身体不舒服，感觉就像有东西在身体里一样。然后去医院检查，结果是胆囊炎。医生除了开一些常规的养肝护肝药物之外，还特别吩咐要多喝茶。吴教授，我想了解下护肝和利胆之间有什么关系，以及对于护肝利胆来说，喝什么茶比较好一些？

你这种情况在生活中是非常常见的，很多高中生、大学生都容易患上胆囊炎。胆囊炎其实也不是什么大病，但是十分困扰人。这就需要我们平时要在生活、饮食习惯上注意节制，不能总是凭着年轻就黑白颠倒、胡吃海喝、放纵自己。

在这里，我先回答你第一个问题：为什么护肝和利胆之间存在关系？大家是否听过"肝胆相照"这个成语，一般是形容可以推心置腹的兄弟情谊，但另一方面也意味着肝胆之间的关系十分密切。医书中载："肝合胆，胆者中精之府。"同时记载："肝之余气，溢入于胆，聚而成精。"在中医理论中，肝胆互为表里。肝为脏，属阴；胆为腑，属阳，故又相合为阴阳。肝主疏泄，胆主通降。可

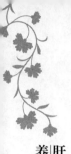

以说，肝胆之间就是"一荣俱荣，一损俱损"的关系。肝气促进胆汁的分泌，而胆汁则进一步影响肝的疏泄能力。

我们都知道，如果一个人敢于冒险和行动，我们都说他胆子大，这是有科学道理的，中医认为，胆主决断。一个胆壮的人，肝脏往往十分健康。反过来说，如果一个人肝脏充满活力，则胆子也壮，那么做决策的时候就会十分明智和果断。表现在事业和工作中，则往往容易成功。而一个人犹豫不决、优柔寡断的人，如果到医院检查的话，很可能存在肝胆疾病问题。可以说，决断不力不仅仅是性格方面的因素所决定的。

曾有一个五十岁左右的公务员来找我问诊，通过描述得知他右肋疼痛、口苦、腹满，而且通过观察可见他面目萎黄、舌红。我建议他去医院做个肝胆胰脾彩超，结果显示为胆囊炎和胆结石。医院里的大夫推荐让他进行外科治疗，他一时之间难以接受就拒绝了。找到我之后，我给他开了一味中药，通过茶疗的办法来进行治疗。由于他这种情况是属于肝胆湿热，所以我主要以疏肝利胆和清利湿热为治疗原则。效果是十分明显的，两周后他的两肋之间的疼痛大为减轻，而且面目萎黄改善显著。三个月后，他又重新到医院进行检查，肝胆彩超显示——胆囊结石已经不见了。

为什么效果这样明显？我认为对症最关键。中医典籍中说："胆胀者，胁下痛胀，口中苦，善太息。"也就是说，通过他的描述，我第一时间判断出他的病主要出在肝胆，一般情况是由于肝气郁结、湿热蕴结而导致发病。所以我特别用了大黄、柴胡、大枣以及生姜，进行煮制成茶汤来饮用，从而解决了该公务员的烦恼。其他对护肝利胆的中草材料如茵陈蒿、山栀、郁金、陈皮等，都可以尝试调配成药茶来饮用。具体的用法要因人而异，所以在这里我就不明确列出用量和详细搭配了。

有人问，我没有明显的肝胆疾病，而且在医院也查不出任何病症，只是自己感觉肝胆总是不舒服。这种情况是否就意味着肝胆就很健康呢？事实上人的身体会说话，如果你感到身体不舒服，肯定是肝胆在一定程度上受到损伤，只是还未达到病变的程度。怎么办？这个时候最好的调养方式就是茶疗。在这里，我给大家贡献一款简单的清肝利胆茶。这款茶的名字叫玉米决菊茶。首先取玉米须18克、决明子10克、甘菊花6克，然后将其放入杯中，用沸水冲泡，置放片刻即可饮用。这款茶不仅可以有效护肝利胆，而且还对黄疸型肝炎、胆囊炎、胆结石等病症有着重要的调理作用。

确实如此，药茶、花茶具有显著的养肝利胆功效。在生活中多加饮用，一方面可以预防肝胆疾病，另一方面如果心情烦躁不安，一杯花茶下肚，舒肝壮胆，通体安泰。另外，在生活中，我们也要避免大鱼大肉等高脂食物，确保肝胆畅达舒爽。

下面我再为大家提供三款护肝利胆茶，有时间而且对健康重视的人可以尝试做下。

护肝利胆三杯茶

◇1. 玉米须茵陈茶

【原料】玉米须30克，茵陈30克。

【制法】将以上2味茶料洗净，放入砂锅，向锅中加入适量清水，煎煮30分钟，去渣取汁。

【用法】代茶饮用、每日1剂，当日饮完。

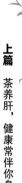

上篇 茶养肝，健康常伴你身边

【功效】清热利胆、清化湿热等。

【主治】急性胆囊炎、慢性胆囊炎急性发作、黄疸等病症。

◇2. 夏枯金钱草

【原料】夏枯草（干品）30克，金钱草（干品）30克，茶叶5克。

【制法】将夏枯草、金钱草切细，与茶叶混合均匀；将以上3味茶料放入杯中，以适量沸水焖泡10分钟。

【用法】代茶饮用。

【功效】清肝利胆。

【主治】胆石症肝胆湿热、慢性胆囊炎。

◇3. 鸡胆汁黄瓜藤茶

【原料】新鲜鸡胆1个，黄瓜藤100克。

【制法】将黄瓜藤洗净，加水煎煮，取药汁300毫升，与鸡胆汁搅拌均匀。

【用法】代茶饮，每日1剂，当日饮完。

【功效】清热利胆。

【主治】胆囊炎、胆石症等病症。

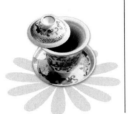

中 篇

茶为友，肝与健康永远牵手

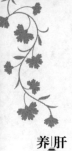

第四章　杯里乾坤大，茶中健康长
——你要知道的养肝茶

第一节　升阳舒肝、疏散退热有柴胡

　　读者问：我是一名媒体人，前些日子遇上大型活动，任务催得急，连续加了几天班，结果身体就越发受不了了。先是便秘，后来就开始嗓子疼，我想着可能是上火了，就赶紧多喝水，但紧招呼着还是不管用，最后竟然发起烧来。嗨，中年人发烧真遭罪呀，记得小时候烧到39℃、40℃还不耽误玩儿，现在可好，38℃就受不了了。去看医生，大夫不让我吃抗生素，就开了柴胡口服液和桑菊感冒片，别说，还真挺管用的，吃药以后很快就好了。吴教授，是不是像我这样因为上火引起的发烧都可以用柴胡来治疗呀？

　　你说的这种症状，属于典型的脾气虚弱引起的肝火炽盛，也就是内热，所以才会发烧。这里说的"脾气"，可不是咱们平时说的"谁谁脾气好不好，爱不爱发火"的那个"脾气"，而是指"脾"这个脏器的状态。

《素问·经脉别论》："饮入于胃，游溢精气，上输于脾，脾气散精，上归于肺。"由此可见，脾具备运化水湿功能，配合肺、肾、三焦、膀胱等脏腑，维持水液代谢的平衡。这正是中医通常认为的脾主运化，就是将从饮食中吸收的营养物质，输送散布到五脏六腑各器官组织，使之得到营养供应，维持正常的生理机能。所以中医将脾称为气血生化之源、后天之本。饮食不规律、过度劳累等都会使脾气亏虚，运化功能失常，不利于阳气的上升发散。

那么，为什么说脾气虚弱会引起肝火炽盛呢？这就涉及中医学中的一个很重要的理论，叫做"五脏相关理论"，简单点讲，就是心、肝、脾、肺、肾，各自有不同的生理功能，但是在它们之间是互相联系互相依赖的，如果各自运行正常，便可以保证人体的正常生命活动，但如果有其中一个受到外邪侵入或者发生病变，它们之间就会互相影响。之所以说这个理论很重要，是因为它可以帮助我们找出病变的根源，从而针对性、综合性地用药。

按照"五脏相关理论"中所论述的，脾和肝的关系最为密切，二者之间存在一个协调平衡，一旦其中之一有什么状况，这个平衡就会被打破。在中医界，医圣张仲景有一个至理名言，他在《金匮要略》中说："见肝之病，知肝传脾，当先实脾。"这段话很好地阐述了肝和脾的关系，一直以来被世代医家在治疗肝病时所遵循应用。

刚才说了，劳累、饮食不正常等引起脾气亏虚，运化功能失

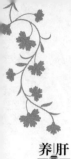

常，这样就会不利于阳气的上升发散。但是，大家都知道，春季是阳气上升的季节，需要疏泄肝气，所以，在春季的时候，脾气虚尤其容易引起肝火积聚，严重的就会引起发烧等症状。

你说到的柴胡口服液，是一种经典的中成药。从名字就可以知道，它是以柴胡为主药的，因为柴胡是一味常见的清虚热中药，主要功能就是和解表里、疏肝解郁、升举阳气，主要用于感冒发热、寒热往来、胸胁胀痛等症。临床上以柴胡为主的制剂也很多，如正柴胡饮胶囊、柴胡滴丸、柴胡颗粒、柴胡舒肝丸等。很多时候，确实具有退热治感冒的作用。

平时，尤其是在天气干燥的春、秋季节，我们可以用柴胡搭配一些其他的中药材来炮制茶饮，同样可以起到清热解毒、疏肝理气的功效。当然，具有清热解毒等功效的材料还有很多，比如荷叶、柠檬片、菊花等。下面给大家提供几个茶方，以供参考。

舒肝退热三杯茶

◇1. 柴胡赤芍茶

【原料】柴胡5克，赤芍4克，枳壳3克，甘草2克，花茶2克，蜂蜜适量。

【制法】将柴胡、赤芍、枳壳、甘草、花茶冲泡10分钟，然后加入蜂蜜，搅拌均匀。

【用法】代茶饮用，每日1剂。

【功效】升阳舒肝、理气、疏散退热、清热解毒、祛瘀止痛、消肿等。

【主治】肝气左胁痛。

◇**2. 山楂荷叶茶**

【原料】山楂40克，荷叶12克。

【制法】将以上2味茶料洗净，放入锅中，加水煎汤，去渣取汁饮用。

【用法】代茶饮服。

【功效】祛肝火、清头目、解暑热。

【主治】可治疗肝火头痛、口干口渴、呕吐反胃、高血压等病症。

◇**3. 玫瑰柠檬茶**

【原料】干玫瑰花120朵，干柠檬片30片，冰糖20粒。

【制法】将以上3味茶料分成10分，装入10个茶包中；每次取1包，以沸水冲泡，焖5分钟即可饮用。

【用法】袋茶饮服，可续水回冲3次。

【功效】泻肝火、清心除燥、美白、清新口气。

【主治】本茶方可治疗肝火旺引起的失眠、情绪起伏、急躁等病症，而且具有美白祛斑、除口臭等作用。

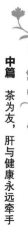

第二节　养肝明目怎能少了金银菊花茶

　　读者问：我女儿现在正在读高二，因为学习紧张，每天早起晚睡，不停地看书学习，累、困这些都不说了，最要命的是近视程度在飞速增加。我很担忧，于是就查了一下资料。真是不查不知道，一查吓一跳，一份近期公布的全国学生体质健康调研上给出的数据是，我国小学生近视眼发病率为22.8%，中学生为55.2%，高中生为70.3%。想想也对，我的同事，还有过去的同学，大部分也都戴眼镜。吴教授，保护眼睛的重要性还有相关的知识，大家也都了解一些，但是平时用眼过度也很难避免，有没有什么茶方可以帮助大家加强对眼睛的保护呢，毕竟这个比较方便。

　　眼睛出现问题确实比较麻烦。像你女儿这样的中学生，考学时也许就会因为视力问题受到某些学校或者专业的限制，并且也会给日常生活带来不便。其实，近视只是眼病中很常见也很普通的一种，临床上各种各样的眼病太多了，所以保护视力对每个人来说都是一个很重要的问题。

你刚才说了，大家对一些常规的保护眼睛的知识应该是都有所了解的，我也就不啰唆了，咱们还是从中医的角度来聊一聊怎样保护眼睛。

中医认为"肝开窍于目，肝好目自明"，这说明眼睛和肝的关系非常密切。咱们过去讲过，肝的主要功能是"藏血"，肝血的作用之一是营养眼睛、保护视力。有一本中医典籍《灵枢·脉度》中记载："肝气通于目，肝和则目能辨五色矣。"

如果一个人肝血充足，他的眼睛就会显得有神，看东西也清晰；但是如果一个人肝血不足，那么就会目失所养，眼睛会干涩、昏花，出现看东西不清、夜盲等症状。同时，肝部的一些不适也会从眼睛上表现出来，比如肝经风热，会出现眼睛红肿、痒痛；肝火上炎，则会出现眼睛赤红、生翳等。

中医认为，"久视伤肝"，也就是说，肝通目，用眼过度也会对肝造成伤害。如果经常长期用眼过度，常常觉得看不清东西，就需要注意在保护眼睛的同时也保护一下肝。下面该说说能够养肝明目的茶饮了，这要首推菊花茶。

相信大家对菊花茶都不陌生。根据记载，唐朝人已开始有喝菊花茶的习惯。药用菊花的品种也有很多，比如祁菊花、福白菊、杭白菊等。菊花茶是将药用菊花经过鲜花采摘、阴干、生晒蒸晒、烘培等工序制作而成。

中医典籍中有很多对菊花茶的记载，其中《本草纲目》中说，菊花性寒、味甘，具有散风热、平肝明目之功效。中医认为，菊花入肝经，其主要作用是清肝明目，饮用菊花茶可以清热去火，对口干、火旺、眼睛疲劳、视力模糊等症状有很好的疗效。在这里我为

大家推荐一款菊花甘草茶，日常饮用具有养肝明目的功效。具体做法是取白菊花50克、生甘草5克，然后分别洗净，用水浸泡30分钟；放入锅中，加水煮沸10分钟，去渣取汁即可饮用。本茶在清热解毒、疏风祛肝火方面具有不错的功效。如果你正好患有急性结膜炎风热毒盛、眼睑痒痛、红肿或伴有恶风发热、口渴烦躁等病症，这款茶更是不错的选择。

值得一提的是，不仅饮用菊花茶可以保护眼睛、消除眼部疲劳，而且用菊花茶涂抹眼睛也可以明目、消除水肿，大家在喝菊花茶的时候可以试一试。

菊花可以和各种传统的茶叶或者一些中药材搭配在一起炮制茶饮，下面提供几个茶方，大家可以参考一下。

养肝明目三杯茶

◇1. 金银菊花茶

【原料】菊花6克，金银花5克，绿茶3克，蜂蜜适量。

【制法】将菊花、金银花、绿茶洗净放入锅中；向锅中加入开水，以小火煎煮5分钟；晾温后加入适量蜂蜜即可饮用。

【用法】代茶饮服，每日1剂。

【功效】平肝明目、清热解毒、止渴生津、消食、健脑。

【主治】可治疗眼睛赤红肿痛、眼目昏花等眼疾。

◇2. 菊桑枸杞茶

【原料】菊花6克，桑叶6克，枸杞子6克。

【制法】将以上3味茶料洗净，放入锅中；加水煎煮，去渣取汁饮用。

【用法】代茶饮服，每日2～3剂。

【功效】滋养肝肾、益精、清肝明目。

【主治】本茶方可治疗双眼昏花、视力减退、迎风流泪等眼部病症。

◇3．双花明决茶

【原料】白菊花9克，槐花6克，草决明子9克。

【制法】将以上3味茶料洗净放入锅中，加水煎汤，去渣取汁即可饮用。

【用法】代茶饮服。

【功效】疏风散热、清肝明目、泻火解毒。

【主治】本茶方可治疗高血压、眼底出血等病症。

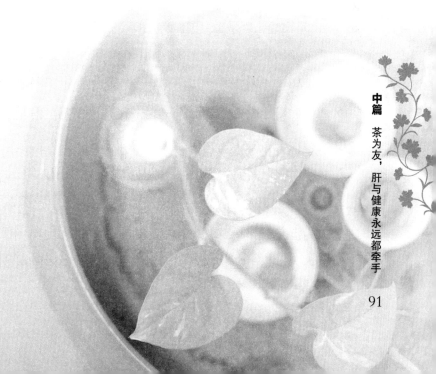

第三节　茵陈郁金茶，让肝脏湿热消失无影踪

读者问：吴教授，上次您给大家讲了"肝开窍于目"，从眼睛上可以看出一个人的肝部有没有问题、有什么问题。我就开始留意看别人的眼睛了，您别说，还真让我看出来了一点问题。一般来说，人的眼白应该是清清亮亮的吧，但是我发现有的人眼白发黄，并且这样的人往往皮肤也发黄。这是不是能说明肝部存在有病症呢？如果是，那又具体是什么呢？

你说的这种情况往往属于肝脏湿热，因为眼白黄、皮肤黄是肝脏湿热的一个显著特征。当然，具体的病症还需要看具体症状来诊断，我们也不能仅从一两个特征上就下推断，但是，如果有眼白、皮肤和舌苔都发黄、小便也发黄，大便干燥、便秘，食欲减退、恶心呕吐、腹胀等症状的话，就基本上可以确定是肝脏湿热了。

所谓"肝脏湿热"，就是指湿热内蕴，肝胆疏泄失常，一般是因为湿热外邪侵入、嗜酒、饮食过于油腻等原因导致体内酿生湿热，当这些湿热蕴结在肝胆等内脏时，就会影响肝的疏泄功能，使肝气郁滞，从而影响肝、胆以及身体其他部位正常的生理功能。

对于湿热蕴结、肝气郁滞，治疗和预防要从利湿清热、清肝利胆入手。咱们还是说茶饮，这里给大家介绍一个具有清热利湿、疏肝活血等功效的经典茶饮方子——茵陈郁金茶。

中医认为，茵陈味略苦，但药效极佳，有清热利湿、利胆退黄、解毒利尿的功效，对于治疗黄疸尿少、湿疮瘙痒、传染性黄疸型肝炎等病症有显著疗效。根据《本草纲目》记载："大热黄疸。用茵陈切细煮汤服。生食亦可。亦治伤寒头痛、风热痒疟，利小便。"可见茵陈是一种对肝脏非常有益的材料，它是一种菊科草本植物，严格说属于药食两用的材料。有一句俗语说"三月茵陈四月蒿，五月砍了当柴烧"，就是说农历三月，茵陈刚发出来嫩芽，可以采来当野菜吃，我国很多地区有用茵陈和米粉做茵陈糕团的习俗；也可以经过清洗、晾晒等处理制成中药材。如果到了农历四月，茵陈就长大了，成了"白蒿"，这时它的药用价值就开始减弱；到了五月，药用价值和食用价值基本完全丧失，其下场只能沦落到被砍掉当柴烧的地步。

关于郁金，《本草纲目》说："郁金无香而性轻扬，能致达酒气于高远。古人用治郁遏不能升者，恐命名因此也。"郁金是一味常用的中药材，是用姜科植物温郁金、姜黄、川郁金等的块根炮制而成的。味辛、苦，性寒，无毒，入心、肺、肝经。具有行气解郁，凉血破瘀的功效，既理气，又化瘀，是保肝利胆的常用药。临床证明，郁金对慢性肝病和免疫性肝病都有不错的疗效。

茵陈郁金茶的具体做法是怎样的呢？将郁金6克、茵陈和绿茶各

3克，放入杯中用开水冲泡，喜欢甜味的朋友可以加些蜂蜜或白糖调味，如果是加蜂蜜的话，要等茶晾凉些以后再放，因为蜂蜜最好使用40℃以下的温开水或凉开水稀释后食用，过高的水温会破坏掉新鲜蜂蜜中的营养物质与生物活性，破坏蜂蜜的抑菌作用，并且会使蜂蜜特有的香味挥发，使蜂蜜的滋味改变，产生一种酸味。

当然，具有利湿清热、清肝利胆功效的材料还有很多，下面介绍几个茶方，大家可以参考一下。

利湿清肝三杯茶

◇1. 茵陈郁金茶

【原料】郁金6克，茵陈3克，绿茶3克，蜂蜜或白糖适量。

【制法】将郁金、茵陈、绿茶洗净，放入杯中，以适量热水冲泡，然后加入适量白糖或蜂蜜。

【用法】代茶饮用，每日1剂。

【功效】清热利湿、疏肝活血、清心解郁、行气化瘀。

【主治】慢性肝炎、胆囊炎、高血脂症等病症。

◇2. 郁金清肝茶

【原料】郁金10克，炙甘草5克，绿茶2克，蜂蜜25克。

【制法】将郁金、炙甘草、绿茶一同放入锅中，加水1000毫升，煎煮30分钟左右，去渣取汁，加入蜂蜜并搅拌均匀。

【用法】代茶饮用，每日1剂。

【功效】利湿祛瘀、疏肝解郁、益气复脉。

【主治】肝炎、肝硬化、脂肪肝、肝癌等病症。

◇3. 荷叶白糖茶

【原料】新鲜荷叶15克，白糖适量。

【制法】将荷叶洗净、切碎，加1000毫升清水煮沸，调入白糖。

【用法】代茶饮。

【功效】消暑、祛湿热、生津止渴、消脂减肥等。

【主治】肥胖症、高血压、暑热或湿热所致的烦渴、胸膈胀闷、小便赤黄等病症。

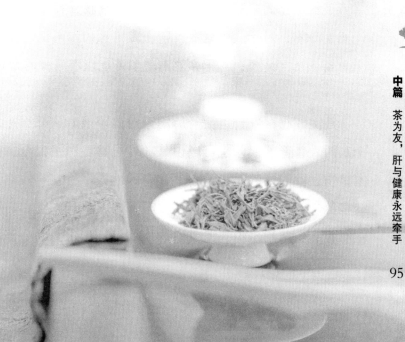

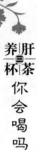
第四节　柴胡甘茅茶——清热解毒之良方

　　读者问：我有个朋友买了一种既稀罕又熟悉的东西——新鲜现挖野生白茅根。说它稀罕，是因为确实很久没有见到过了；说它熟悉，是因为小时候假期里回老家看爷爷奶奶，就总要到田间地头挖这东西来着。那时候很多的，一会儿就能挖一小筐，回家洗干净或者泡水喝，甜丝丝的挺好。朋友送了我一把，还给了我一张卖家附的说明书，说的好复杂，什么清热解毒、生津止渴等等，反正挺多的。吴教授，白茅根真的这么好吗？还有，对于我们这些生活在城市里的人来说，弄新鲜的茅根毕竟不太方便，用干品泡水是不是也能有同样的效果呢？

　　其实，有过农村生活经历的人对白茅根应该都很熟悉，因为这个东西太普遍了，几乎可以说是随处可见。白茅根是一种多年生草本植物，我们要的是它的根茎，有的地方又将它叫做地管、茹根、蓝根等。但是，不要因为白茅根很普遍就小瞧它，它的芽、花、根都有很高的药用价值，尤其它的根，是一味常用的中药材。农家也经常用它泡水或制作汤羹来食用，小孩还将其当做零食吃，因为它的味道很好。

那么，为什么白茅根可以养肝护肝、清热解毒呢？这需要从人体上火的根源说起。我们都知道，春天是人最容易发困的季节，这个时候最好多加午睡。如果休息不好、情绪懒乏，很容易"上火"。所谓"上火"，其实并不是医学标准用法，是民间一贯的俗语，如果从中医学角度来解释，属于中医热证范畴，是人体阴阳平衡失调的结果。

中医理论认为，肝在五行中属木，与春季相应，通于春气，具有条达疏畅、升发生长的特性。春季万物复苏、阳气始发，人的肝气也会变得旺盛，这时如果肝气不顺，就会和春天的生发之气不相合，出现肝气上逆、肝火旺盛等情况，其症状为烦躁、易怒、眩晕、面赤等，有的还会出现牙龈肿痛、小便赤黄、大便干燥、口臭、长痘等症状，也就是俗称的"上火"。

对于白茅根，《本草求真》记载："入胃、肝。"的确如此，白茅根可清肝泻火、清热解毒以及清火生津、凉血止血等功效，并且没有副作用，小孩吃或者吃的量大一些都不会有什么不好。宋朝时有一个人叫苏颂，曾做过宰相，也是一位很伟大的药物学家，他曾经在其著作中特别说明："白茅根，可啖，甚益小儿。"就是说，白茅根对小孩身体健康非常有益。

一般来说，治疗肝火旺盛引起的"上火"，要从清肝泻火、清热解毒入手，白茅根就是一个很不错的选择。春季时正是白茅根生长旺盛的季节，如果有条件，挖一些来直接吃，或者用它煎水当茶喝，可以清热解毒、补中益气，并且，白茅根富含蔗糖、葡萄糖、

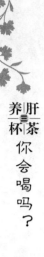

果糖以及柠檬酸、草酸、苹果酸等营养成分，堪称大自然馈赠的营养品。

当然，具有清热解毒功效并且适合做茶饮的中药材还有很多，比如我们原来讲过的柴胡，以及甘草、菊花、金银花等，这里就不一一介绍了。下面按照惯例再给大家介绍几个比较经典的茶方，大家可以根据自己的情况进行选择。

清热解毒三杯茶

◇1. 柴胡甘茅茶

【原料】柴胡50克，白茅根10克，甘草10克。

【制法】将以上3味茶料研成粗末，放入锅中，加水煎煮，去渣取汁。

【用法】代茶饮用。

【功效】疏肝、清热解毒、利尿。

【主治】黄疸型肝炎。

◇2. 柴胡茶

【原料】柴胡10克，绿茶3克，枸杞子2克，蜂蜜适量。

【制法】将前面3味茶料洗净，放入锅中；用适量开水冲泡，温度稍低后加入适量蜂蜜调味即可饮用。

【用法】代茶饮服，每日1剂。

【功效】升阳舒肝、疏散退热、清热生津、润燥止渴。

【主治】适用于肝郁气滞、胸胁胀痛、感冒发烧、疟疾、月经不调等病症的治疗。

◇**3. 葡萄糖红茶**

【原料】葡萄糖18克，白糖60克，红茶3克。

【制法】将以上3味茶料以沸水冲泡至血色，加水至500毫升，冷热适口时饮用。

【用法】每天上午饮用，七天为1疗程，连续服用2个疗程。此量为儿童饮量，成人需加倍。

【功效】利尿保肝、清热解毒等。

【主治】急性肝炎。

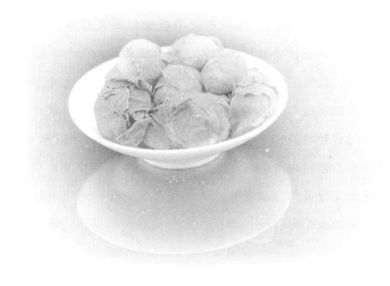

第五节　木瓜青茶——调肝舒筋顶呱呱

读者问：我们家附近有个公园，我退休后就经常过去玩。我发现有个人经常练太极拳，非常投入。我们有时间聊天，渐渐就交上了朋友。一有空他就给我科普太极拳的基本理论，还教我一些基本的招式。他说即使不能保证每天练拳，一些基本的动作还是坚持要做的，因为这些看似简单的动作其实是在"拉筋"，说我国有一句俗语，"筋长一寸，寿长十年"。吴教授，真的有这么神奇吗？并且，我还有一个问题，就是我在做这些动作的时候，感觉挺吃力的，比如说下腰，记得小时候一弯腰手指轻松碰着脚尖，现在就怎么也弯不下去了。我也知道，这需要慢慢练，但是我还是想请教您一下，有没有什么办法可以帮助我们练得快一点呢，比如喝些增加身体灵活性的茶饮什么的。

首先我要表扬你能有积极锻炼的态度，有这样一位热心肠的高手引导你学习太极拳，我真替你感到高兴，因为太极拳讲究内外兼修，凝聚了我国传统文化的精髓，如果能坚持练，对强身健体很有益处。

由于时间的关系，关于太极拳咱们不多讲了，还是重点说说"筋长一寸，寿长十年"这句俗语。这句话意思是说筋骨好了，能增强身体免疫力，从而达到延年益寿的效果，虽然显得有些夸张，但其实蕴含了很深的科学道理。

所谓"筋"，就是指筋膜，包括肌腱在内。筋，可以理解成现代医学说的软组织，它联络关节、肌肉，维持肢体的各种活动。我国传统中医认为，"筋"对人体健康有决定性的作用，健身气功经典著作《易筋经》中说："筋弱则懈，筋壮则强，筋和则康。"传统的健身气功易筋经、太极拳、八段锦、瑜伽等，以及现代的体操、健身操等等，都有很多拉筋健身的步骤。

中医认为，肝主筋，如果一个人的肝血充盈，那么其肢体的筋膜就能得到充分的濡养，从而维持正常的运动；如果肝血不足，血不养筋，就会出现手足震颤、肢体麻木、甚至屈伸不利等症状。咱们刚才说拉筋可以起到健身的作用，其实就是通过舒筋活络可以起到保护肝脏的作用。

弄清楚了肝和筋之间的关系，我们就很容易理解，如果经常饮用一些具有养肝护肝的茶饮，肯定会对保养筋膜、增强身体的柔韧性及灵活性起到很好的帮助作用。制作这样的茶饮，一般选用具有养肝护肝功效的药食两用的材料，比如木瓜、青皮、淮山药、枸杞子等。尤其要推荐的是一款对舒缓筋骨非常有帮助的木瓜青茶。

我们知道，木瓜是大家都很喜欢的水果，味道好，营养也很丰富，并且素有"万寿果"之称，顾名思义，就是说多吃可以延年益寿。既然木瓜有这样的美誉，那么咱们就了解一下它到底有哪些功

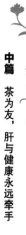

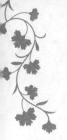

效及作用。

中医认为，木瓜性温，味酸，入肝经、脾经和胃经，具有平肝和胃、舒筋络、活筋骨、降血压等作用。现代医学也发现，木瓜中含有一种酵素，能消化蛋白质，有利于人体对食物进行消化和吸收。并且，木瓜中的木瓜蛋白酶，可将脂肪分解为脂肪酸。

木瓜青茶的具体做法是：木瓜5克，青皮3克，秦皮3克，松节3克，花茶2克，蜂蜜适量。材料准备到位之后，我们只需要将木瓜、青皮、秦皮、松节洗净，与花茶一同放入杯中，以适量开水冲泡，浸泡10分钟后加入适量蜂蜜、搅拌均匀。然后就可以每天代茶饮用了，每日1剂。具有疏肝活络、调肝明目、消积化滞、止痛等功效。当然，如果你觉得自己有肝气不舒、筋脉无力、屈光不正、视物模糊等病症，也可以多饮这款茶，都会有所裨益。

关于其他的养肝护肝的茶饮材料，咱们就不具体一一介绍了，大家可以自行查询一下。下面按照惯例给大家提供几个茶方，所用材料、用量以及制作方法都比较清楚，大家可以参考选用。

调肝舒筋三杯茶

◇1. 姜骨杜仲茶

【原料】片姜黄2克，补骨脂2克，炒杜仲2克，白糖适量。

【制法】将前3味茶料洗净打碎，装入纱布袋中，扎紧口；将茶袋放入茶杯中，以适量沸水冲泡；加盖浸泡15分钟，加适量白糖即可饮用。

【用法】每日1剂，温饮，连续饮用3～5天，隔7～10日再连续饮用3～5天。

【功效】滋肝补肾、强筋壮骨、止痛、祛风通络。

【主治】本茶方可治疗畏风寒、四肢疼痛、倦怠、腰腿无力等病症。

◇2. 苍山墨枣茶

【原料】淮山药3克，苍术2克，墨旱莲2克，大枣2枚。

【制法】将淮山药、苍术、墨旱莲洗净、打碎，放入纱布袋中，扎紧口；将大枣洗净、去核备用；将茶袋、大枣一同放入茶杯中，以适量沸水冲泡，加盖浸泡15分钟。

【用法】饭后分数次温饮，每日1剂。

【功效】健肝固肾、强筋壮骨、解毒、燥湿、健脾补气。

【主治】腰腿酸痛、关节疼痛、身体倦怠无力、恶寒、腹冷便溏等病症。

◇3. 天枸仲精草茶

【原料】明天麻1.5克，枸杞子2克，炒杜仲2克，谷精草2.5克，冰糖适量。

【制法】将前4味茶料去杂质、洗净；将明天麻、炒杜仲打碎，同枸杞子、谷精草一同放入纱布袋中，扎紧口；将茶袋放入杯中，以适量沸水冲泡，加盖浸泡15分钟，加入适量冰糖，搅拌均匀。

【用法】饭后温饮，每日1剂。

【功效】滋肝补肾、强筋骨、明目、祛风、止头痛。

【主治】腰腿疼痛无力、眼花头晕等病症。

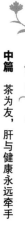

第六节　须问茶——养血舒肝定须问问它

　　读者问：我们在形容一个人健康、漂亮的时候，往往会说"一头乌黑的秀发"。但是，我发现，有很多人在为自己的头发而烦恼。想当初我也曾经风华正茂，如今不知不觉自己就老了，身边很多朋友都在谈论头发问题，有的已经白发苍苍了，真是"未老身先衰"；有的说头发日渐稀少，害怕早早就得成为"地中海"发型……吴教授，人的头发出现到底是什么引起的呀？有没有什么办法可以改善？

　　人体的毛发确实是健康和美丽的标志，不仅仅是头发，对于男子来说，还应该算上胡须。现在留大胡子的人很少了，但古代对这个是很讲究的，你看《三国演义》中，关羽、张飞的胡须给人物增色不少。

　　现代人都流行剃胡须，事实上在古代是以胡须为美的。或许是古人对美有更强烈的追求吧，可以说很早以前古人就已经关注对毛发的养护问题了。我这样说是有据可考的，二十世纪七十年代出土的马王堆文物中有一部名为《五十二病方》的中医典籍，这也是我国目前发现最早的医学文献，其中就记载有养身美容、毛发保护的方药。《黄帝内经》中也记载有人体毛发与全身经络、气血之间关系。不仅于此，中医验方中有不少养发生发的妙方。

有人或许会比较困惑，咱们不是要聊肝的问题么，为什么现在扯到头发上了呢？事实上，中医认为肝与头发是密不可分的。正所谓肝主藏血，而发则与血之间有着直接关系。头发的好坏能反映人体气血盛衰和五脏六腑功能。中医认为"发为血之余"，毛发要靠血的濡养。青壮年时毛发旺盛且有光泽，是因为"血盈"；老年人毛发枯黄变白易落，则因为"血虚"。而这些均与肝血有着极大的联系。如果把肝养好，从某种意义上对养发护发是有帮助的。

经过这么多天的学习，大家应该都知道，肝脏除了解毒，还有一项主要功能就是贮藏血液，以供人体活动所需，发挥其濡养脏腑组织、维持相应功能的作用。所以说，肝脏生理功能的正常与否，会影响到毛发的健康状况。一般来讲，随着年龄的增长，人体整体的生理功能衰退，肝藏血不足，难以给毛发提供足够的濡养从而导致白发、脱发现象。

在现代社会，由于工作压力大，生活节奏快，近年来脱发、白发的人群越来越多，年龄越来越低龄化。所以，很有必要普及关于毛发的相关知识，预防过早白发、脱发。

从前面的讲述中大家应该已经有了一个认识，那就是护理毛发"治本"的办法就是养血舒肝，使肝血充盈、肝气旺盛。当然，关于舒肝养血也有许多方法，咱们还是来讲一讲有关的茶方，也就是用具有舒肝养血功效的中药材，或者是药食同源的材料来制作茶饮，比如大枣、陈皮、丁香等制作的"须问茶"。

这名字听上去有点奇怪，其实并没有那么玄乎。其主要原料是大枣200克、丁香5克、陈皮3克、木香1.5克、生姜以及甘草适量。这些材料都不太难找，基本上稍微用点心都可以采集完善。其具体制法是——将生姜晒干，与丁香、木香、陈皮共同研成粗末；将茶末、大枣、甘草一同放入杯中，以适量开水冲泡，浸泡10分钟左右。这个时候就可以当茶来饮，每日1剂。对于现代人养血舒肝、健脾和胃等都具有很不错的功效。而且，对改善脱发、白发、胆结石、胆固醇高、脾胃虚弱、胃炎等身体症状也有很好的效果。当然，我们要长期坚持，一日曝十日寒肯定是不行的。

下面给大家介绍几款具体的茶方，各位可以参考使用。

养血舒肝三杯茶

◇1. 桑菊南木茶

【原料】黑桑葚5克，枸杞子2.5克，木贼草2.5克。

【制法】将黑桑葚、枸杞子洗净、沥干；将木贼草洗净、打碎，装入纱布袋中，扎紧口；将黑桑葚、枸杞子、茶袋一同放入杯中，以适量沸水冲泡，加盖浸泡10分钟。

【用法】代茶温饮，每日1剂。

【功效】滋肝补肾、养血润燥、明目。

【主治】肝血不足所致的眼睛干涩、怕风流泪、夜盲症、腰酸腿软、须发早白等病症。

◇2. 红麻杭菊茶

【原料】红景天2克，明天麻1.5克，杭白菊1克，冰糖适量。

【制法】将前3味茶料洗净；将红景天、明天麻打碎，装入纱布袋中，扎紧口；将茶袋放入杯中，以适量沸水冲泡，加盖焖置10分钟；放入杭白菊，再次冲入适量沸水，继续浸泡2～3分钟，加入冰糖搅拌均匀。

【用法】饭后数次温饮，每日1剂，连续服用3～5日。

【功效】滋肝补气、活血养血、通经止痛、明目、祛风、止头痛。

【主治】耳鸣眼花、头晕头痛、心悸、气短、胸胁痛等病症。

◇ **3. 桑杏大云茶**

【原料】桑葚子6克，甜杏仁3克，淡大云5克。

【制法】将桑葚、淡大云洗净、沥干；将甜杏仁用沸水浸泡3～5分钟，去皮；将以上3味茶料一同放入杯中，以适量沸水冲泡，加盖焖置15分钟。

【用法】温饮，喝汤吃杏仁，每日1剂。

【功效】滋肝补肾、养血益气、明目乌发、润肺止咳、通便。

【主治】腰腿萎软无力、气虚难便、须发早白、皮肤干燥皲裂等病症。

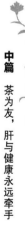

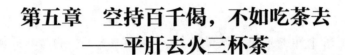

第五章　空持百千偈，不如吃茶去
——平肝去火三杯茶

第一节　桑叶茶入腔，平肝明目不受伤

读者问：我女儿是一名编剧，经常晚上熬夜写稿，我奉劝过她多次都没用，她说晚上写东西效率高。不过，为了这点比较高的效率，她付出了代价，最明显的就是眼睛干涩，好像视力也有所下降。吴教授，像我女儿这样避免不了熬夜的人，有没有什么茶方可以起到帮助调理身体的效果呢？

首先我们要明确一点，那就是熬夜对身体的伤害是很大的，不是简单的白天补补觉就能弥补。如果你女儿感到熬夜后眼睛不舒服，可能只是理解成用眼过度，觉得抽时间补补觉让眼睛得到休息就好了，其实这个想法是错误的。熬夜后影响视力其实还是因为肝脏受到伤害引起的，肝受到损伤，眼睛必定会受到影响。

《黄帝内经》里说"肝开窍于目"，意思就是眼病的发生与肝脏的关系十分密切。如果用眼过度，尤其是长时间面对电脑、手机等电子产品，会感到眼睛干涩、视力模糊，其实这时伤害的不仅仅是眼睛，还会损耗肝血，甚至对肝脏造成伤害。如果长时间熬夜，那就可谓是雪上加霜。为什么这样说呢？大家可能知道这种说法，就是每天晚上11时开始，是肝脏修复排毒的时间，肝脏的这种自我修复需要在安睡中进行。也就是说，想要保护肝脏，晚上11点前休息非常重要。所以，熬夜可以说是对肝脏有双重伤害。

　　当然，现代社会生活节奏快，人们的工作压力大，尤其是还有一些必须值夜班的工作，熬夜也是避免不了的。对这些朋友，我推荐一种茶，很简单，但是有很好的平肝明目的效果，那就是桑叶枸杞茶。具体做法是，将桑叶5克、枸杞子5克和适量甘草，洗净后放入锅中，加水煎煮20分钟左右，稍凉后去渣取汁，加入蜂蜜，代茶饮服，每日1~2剂。桑叶枸杞茶有平肝明目、疏风散热、清肺润燥等功效，可治疗肝脏不好引起的视力下降、头晕等病症，而且对咳嗽痰少，咽喉肿疼等病症具有良好疗效。

　　有人可能要说了，枸杞有养肝护肝的效果大家都知道，但是桑叶是怎么回事呢？难道用来喂养桑宝宝的桑叶竟然也是护肝利器？呵呵，事实还真的就是如此。

　　其实古人很早就认识到桑叶的药用价值了，《本草纲目》中将桑叶称为"神仙草"，说"人食之老翁为小童"。可见对它评价是很高的。现代医学证明，桑叶中富含人体所需的17种氨基酸，以及粗蛋白、粗脂肪等，是国家卫生部门确认的"药食同源"植物，被国际食品卫生组织列入"人类21世纪十大保健食品之一"，是人类

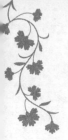

的绿色新食品源之一。

中医认为，桑叶具有补肝、清肝明目的作用，可以治疗头晕眼花、失眠等症，能有效消除眼部疲劳。同时，桑叶还有利水消肿、降脂减肥、养颜祛斑抗衰老等很多作用，可以说是一种新型的养生保健茶。

既然桑叶茶有这么多的保健作用，也许有朋友就琢磨该去哪里采摘点桑叶来泡茶喝了。这里我想告诉大家，最好还是到药店去买，因为桑叶茶选用桑叶以及烘焙过程都是很讲究的，具体的做法咱们就不赘述了，总之，好的桑叶茶开水冲泡后茶汤清澈明亮，口味甘醇爽口，不是随便采摘几片桑叶就能行的。

最后，还想告诉大家，具有清肝明目的茶饮还有很多，但就材料来讲，有决明子、金银花、金莲花、蒲公英等等，有的咱们也讲过。下面再给大家介绍几个具体的茶方制作方法，以供选择。

平肝明目三杯茶

◇1. 决明子药茶

【原料】决明子100克。

【制法】将决明子炒香，每10克分成1份，装入茶袋中。将茶包放入杯中，以沸水冲泡即可饮用。

【用法】代茶饮服，每日1包。

【功效】清热、平肝火。

【主治】本茶方可治疗肝热上扰所致的白内障，头痛目涩、口苦咽燥、急躁易怒等病症。

◇ **2. 三花明目茶**

【原料】金银花20克，金莲花20克，白菊花20克。

【制法】将以上茶料洗净，同研为粗末，每份15克，装入茶袋中；每次1包，沸水冲泡即可饮用。

【用法】代茶饮服。

【功效】平肝祛风，清热解毒，除翳明目。

【主治】本茶方可治疗急性结膜炎热毒壅盛、眼睛红肿胀痛、胞睑肿痛、目眵流脓、怕明流泪等病症。

◇ **3. 蒲公英药茶**

【原料】蒲公英100克。

【制法】将蒲公英洗净放入水中，加水煎煮，取汁液；将药渣加水再煎一次。

【用法】将第一次的药液分2次饮用，将第二次的药汁去渣洗眼。

【功效】清肝明目、清肝解毒。

【主治】本茶方可治疗麦粒肿（睑腺炎的旧称）。

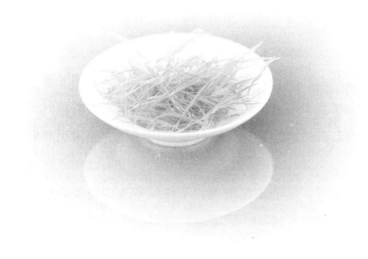

第二节　肝火太旺喝平肝清热茶，天地安宁又清凉

读者问：我们形容一个人勃然大怒、大发雷霆的时候，往往会说"大动肝火"。可见，如果一个脾气不好、容易发怒，一般是和肝火太旺有关。尤其当我们进入夏季，酷热的天气也会是使人肝火上升的外因。吴教授，您给大家推荐几种凉茶吧，也好及时"浇灭"伤害我们身体的肝火，让大家的内心感觉清凉一些。

我们都知道，爱发火的人往往活不大年纪，为什么这么说呢？这是因为肝火旺盛对身体会造成伤害。一般来说，引起肝火旺盛的原因有很多，比如饮食不规律、情志不畅、休息不足等，都有可能导致肝火上升。当然，外界的刺激也是一个很重要的因素。像你刚才所说的，在夏天那种闷热难耐的桑拿天，很多平时脾气不错的人也会感到莫名其妙地想发火，这就是因为天气的原因引起肝火上升的缘故。

肝火旺盛对人体的伤害很大，不仅仅是表现为爱发脾气。简单点说，口干、口苦、口臭，牙龈红肿发炎，失眠多梦、头痛头晕，以及女孩子月经不调等等，都有可能是因为肝火上升引起的。经过咱们这么多天的讲解，我觉得大家应该对有关肝脏的保健知识已经有所了解了，如果自己出现肝火旺盛的情况，可以自己试着找找具体的原因，然后对症解决。现在，咱们还是说说能够平肝清热的茶饮。

我先给大家介绍比较常用的一种，也是所用到材料较多的一种。具体做法是，用龙胆草、醋柴胡和川芎各1.8克，以及细生地3克，一同研成末，然后将准备好的药末和3克菊花一同放入一个较大的容器中，沸水冲泡，加盖焖10分钟，稍凉后加入适量蜂蜜即可饮用。这是一天的用量，可以多用些水冲泡，分多次饮用。这个茶方有清热泻火、平肝解郁、养血等功效，可治疗肝火旺引起的耳鸣、目赤、咽喉肿痛、头痛等病症。

龙胆草，又称龙胆花，是一种高山花卉。龙胆和杜鹃、报春被称为中国三大天然名花。《本草纲目》中对龙胆草有记载，说"龙胆气益肝胆之气，正以其能泻肝胆之邪热也。"可见它入药是很早的。作为中药材，我们所用的是龙胆草的根和根茎，味苦、性寒，归肝经和胆经。龙胆草有较强的泻肝胆实火作用，专功清热燥湿，常用于肝胆实火引起的头胀头痛、目赤肿痛、耳聋耳肿等症。

醋柴胡，顾名思义就是将柴胡加醋来炮制。中药的炮制工艺是很讲究的，同样的药材，不同的炮制方法所得到的成品药性就会有所不同。醋柴胡是将柴胡晒干切段后，用米醋喷洒，闷透后再用文火微炒。过去我们讲过，柴胡入肝经和胆经，有抗病毒、增强机体免疫力的作用，具有透表泄热、疏肝解郁、升举阳气等功效。经过用醋炮制后所得到的醋柴胡，主入肝经，其疏肝解郁的作用显著增

强，所以咱们在这个茶饮中选用醋柴胡。

中医经常将醋柴胡和川芎配伍，这个茶方中也用到川芎。

川芎，味辛微甘，性温，入肝、脾、三焦三经，具有行气开郁、活血止痛的功效。顺便说一下，如果女孩子有因为气血瘀滞引起的例假不正常，也可以喝这种茶来调理。在我国的很多地方，都用川芎煮鸡蛋来治疗闭经以及产后的一些病症。

好啦，今天已经讲了不少了。最后，还是再介绍几个具体的茶方，所用材料不同，但效果都不错。大家自己看一下，根据情况选择吧。

平肝清热三杯茶

◇**1. 山楂银菊茶**

【原料】山楂10克。银花10克，菊花10克。

【制法】将山楂研碎，同银花、菊花一起放入锅中；加水煎汤，去渣取汁即可饮用。

【用法】代茶饮服。

【功效】降压降脂、清热平肝。

【主治】本茶方可治疗面红耳赤、烦躁易怒、失眠多梦、高血压肝阳上亢等病症。

◇**2. 葛根钩藤茶**

【原料】葛根15克，钩藤10克。

【制法】将以上2味茶料研为粗末，然后分成5份，每次饮用时取1份放入杯中，以适量沸水冲泡，加盖焖置15分钟，去渣取汁。

【用法】代茶饮用，每日1剂。

【功效】平肝息风、解表退热、生津、升阳止泻。

【主治】高血压伴有兴奋、烦躁、头痛、口渴、肩背不适等病症。

◇3. 决明罗布麻茶

【原料】炒决明子15克，罗布麻10克。

【制法】将以上2味茶料放入杯中，以适量沸水冲泡，加盖焖置15分钟。

【用法】代茶饮用，每日1剂。

【功效】清热平肝、明目、润肠通便、降压。

【主治】高血压病、头晕目眩、烦躁不安、心悸失眠等病症。

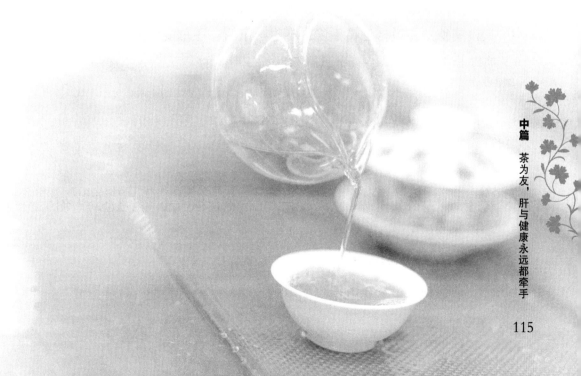

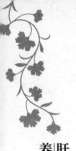
第三节　肝火引起的头痛，荷叶山楂茶来搞定

　　读者问：在现实生活中，有的朋友爱生气，爱发火。发脾气的时候，拍桌子、摔东西，身边的人只有敬而远之。劝人不要生气发脾气时，我们常说消消肝火。今天就请吴教授给大家讲讲肝火，肝火大了，对身体到底有哪些危害？

　　记得我的一个邻居来找我，他说这几天头痛，晚上睡不好，白天没精神。还说自己嘴里苦，不想吃东西，还总爱对别人发脾气。听了他的描述，我告诉他这都是肝火旺引起的。

　　那什么是肝火旺？肝火就是肝的阳气的表现形式。把肝比作发动机，肝气就是发动机产生的动力，如果肝气过旺的话，人的身体也就出毛病了。从中医的角度来说，因肝火引起的头痛见于《类证治裁·头痛》："内风扰巅者筋惕，肝阳上冒，震动髓海。"肝火旺是属肝脏气血调节出了问题，虽然不是很严重，但是却对人们的生活造成不少困扰。比如偏头痛，食欲缺乏，口苦目赤，失眠焦虑，烦躁易怒。肝火太旺，最折磨人的就是头痛。

　　说到头痛，第一时间想起三国里的"奸雄"曹操，曹操晚年一直被头痛所困扰，神医华佗就是在给他医治头疼时而被杀害的。那么我们又问了，这个曹操头痛的病根儿在哪里？其实曹操就是属于肝火盛引起的偏头痛，曹操的烦躁易怒都是肝火惹的祸，曾经一个人跟我说他头痛的时候感觉要死了，还恶心呕吐，罪魁祸首都是肝火。

解决肝火引起的偏头痛，最根本之道是疏肝去火。在这里有一荷叶山楂茶推荐给因为肝火旺盛而深受头痛困扰的你。

清热去火的药材首选荷叶，荷叶性凉，具有消暑利湿的功效，主治暑热烦渴，头痛眩晕。山楂也有利于气血行走，疏肝去火。取干荷120克，将它清洗干净揉碎备用，再取300克山楂，我们选择山楂的时候应该注意，以果大肉厚皮红核小的山楂为最佳，也可以购买已经切好晾干的山楂干。将干荷叶和山楂混合，将以上所有茶料均分成20份，装入20个茶袋中，每次1袋，用沸水冲泡，1分钟后将水倒掉；再次冲入沸水，加盖浸泡20分钟即可饮用。荷叶水有苦味，根据个人的喜好可以放粒冰糖。一袋荷叶山楂茶可冲泡多次，荷叶山楂都是寻常容易得到的食材和药材，荷叶山楂茶对因肝火旺引起头痛的患者来说是经济实惠的选择。

山楂有健脾开胃、消食化滞、活血化瘀的功效，荷叶山楂茶也不仅能够化肝火祛头痛，还能降低血压和血脂，适合高血压高血脂的老人饮用。荷叶山楂茶还有消脂减肥的作用，生活条件好了，很多人有血压高血脂高的毛病，过节的时候，大鱼大肉吃的多了，发胖的苦恼就来了，多喝山楂荷叶茶就能解决发胖的问题了，每天饭后休息30分钟后，坐在沙发上，喝一杯荷叶山楂茶，这样的生活真是幸福啊！我们坚持喝一段时间，你就会发现山楂荷叶茶的奇妙功

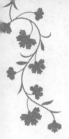

效了。

胃肠功能弱，脾胃虚弱者就不要喝荷叶山楂茶了。因为食用过多山楂会刺激肠胃，所以茶饮比生吃山楂要好的多。下面还有三杯平肝去火的健康茶推荐给大家。

平肝去火三杯茶

◇1. 天麻橘皮茶

【原料】鲜橘皮20克，天麻10克。

【制法】将以上2味茶料洗净，放入锅中；加水煎汤，去渣取汁即可饮用。

【用法】代茶饮服。

【功效】平肝息风、燥湿化痰。

【主治】本茶方可治疗肝风夹痰浊上扰，头痛重浊、胸脘满闷、纳谷不香等病症。

◇2. 菊芷芎蚕丝

【原料】菊花15克，白芷6克，川芎9克，僵蚕9克，蜂蜜适量。

【制法】将菊花、白芷、川芎、僵蚕洗净，放入锅中，加水煎汤，去渣取汁，加入适量蜂蜜即可饮用。

【用法】代茶饮服。

【功效】清肝火、散热、祛风止痛。

【主治】可用于治疗肝经风热、偏头痛、烦躁失眠、眩晕眼花等病症。

◇3. 菊花龙井茶

【原料】白菊花10克，龙井茶5克。

118

【制法】将白菊花洗净，同龙井茶一同放入茶壶中，以适量沸水冲泡；焖泡10分钟即可饮用。

【用法】代茶饮服。

【功效】清肝明目、疏风散热。

【主治】本茶方可治疗高血压头痛、眩晕等病症。

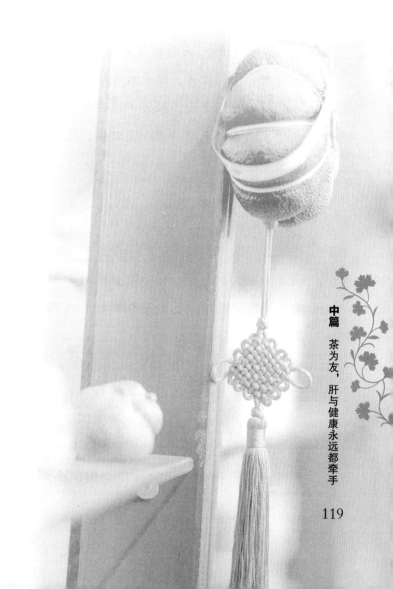

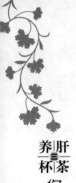

第四节 芦荟苹果饮——清肝火，防止说话过多声音哑

读者问：吴教授您好，我是做教师工作的，每天站在讲台对孩子们上课，这是我喜欢的工作，但是有一个小烦恼，因为每天说话太多，经常不注意就发现嗓子哑了。声音沙哑、口干，喝水也不起作用。吴教授，您能告诉我怎么才能防止说话太多造成的声音沙哑吗？

俗话说："话多伤气。"在这里，我要向全国做教师工作的人表示敬意！像你们做教师的工作真是辛苦，每天都要说很多的话。说话过多对嗓子不好，嗓子发音沙哑，咽干口干。其实这也是你身体内部出现问题了。这些症状都是肝火大造成的。声音沙哑，我们怎么能看出来是因为肝火旺呢？

我们知道，中医讲究人体阴阳平衡，只有五脏调和，才能维持人体这台复杂机器的正常运行。当我们肝火大的时候，阳气就会压过阴气，肝的平衡状态就被破坏了，这就像是两个小朋友玩跷跷板。一边儿的孩子太重了，另一边儿就会翘起来。肝火旺，肝健康平衡状态给打破了，就往往会出现头痛、嗓音嘶哑、口干咽干的症状。

中医治病讲究"望闻问切"，有名的老中医，你一旦开口说话，就立刻知道你身体是什么情况了。为什么？因为咱们生病时说话发出的声音和健康的时候是有很大区别的。肝火大的时候，我们的声音就会发哑，这不是很明显的吗？人体在不同的健康情况下，嗓子的健康状态不同，发出不同的声音也就不足为奇了。所以，声音沙哑可以看出肝的问题。

所以，很多时候我们要让自己明白这样一个道理——声音沙哑，其实是声音向你报警啊！报告你的肝现在遇到了什么情况。当你发现自己沙哑严重，也千万不要着急，我推荐你喝一款芦荟苹果饮，可以清肝火，有效治疗声音沙哑。

这款茶可以说是苹果与芦荟的完美邂逅。关于苹果，西方人爱说一句话：一天一苹果，医生远离我。多吃苹果可以保养脾胃，常吃苹果可以起到养心、安神、补脑的功效。《本草再新》中记载芦荟："治肝火，镇肝风，清心热，解心烦，止渴生津，聪耳明目，消牙肿解火毒。"苹果和芦荟组成的苹果芦荟饮。同心协力地帮助我们清肝火。

苹果芦荟茶的制作方法是：先取新鲜芦荟500克，苹果250克，鲜柠檬500克。把新鲜芦荟准备好，洗干净后，用刀在芦荟的两个侧边各切一小口，把尖刺去掉，然后要放入开水中泡十分钟再取出来，用刀横着削去外层的绿皮，将里面的透明果肉切丁。将苹果切成小块，把苹果和芦荟一起放入锅中煮开，用小火慢熬，取麦芽糖100克，冰糖100克，加入后用勺子搅拌，大约熬20分钟。最后将鲜柠檬打成柠檬汁，轻轻搅拌即可饮用。

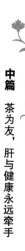

古代医书中曾有记载："五味所入，酸入肝，辛入肺，苦入心，咸入肾，甘入脾"。多吃酸的食物，对肝很有好处。柠檬能制住肝火，补足肝阴，柠檬汁就像是泼在肝火上的灭火剂。在上面熬好的苹果芦荟水中放入放入柠檬汁，再熬几分钟，一直熬成黏稠的酱状，关火，自然冷却。装入消毒过的玻璃瓶中，放冰箱冷藏。每次取2大勺，加入纯净水稀释。因为放了麦芽糖和冰糖，喝起来酸酸甜甜的。

芦荟苹果饮不仅可以去肝火、清胃火、润喉，还有清肠排毒养颜的功效，对容易长斑长痘的女性来说，芦荟苹果饮是爱美女性的首选健康饮料。

如果正面临肝火旺引起嗓子不适，咽喉疼痛、声音沙哑，还可以尝试下面的三杯养肝茶。

平肝清火三杯茶

◇1. 杷叶竹叶茶

【原料】鲜枇杷叶30克，淡竹叶15克。

【制法】将枇杷叶去毛、洗净，将竹叶洗净备用；将枇杷叶、竹叶放入锅中，加水煎汤，去渣取汁即可饮用。

【用法】代茶饮服，每日1剂。通常1～2剂可以见效。

【功效】清热泻火、利咽、润肺化痰。

【主治】本茶方可治疗声音嘶哑、咳嗽、咽喉肿痛等病症。

◇2. 蒲公英薄荷茶

【原料】蒲公英15克，薄荷6克。

【制法】将以上2味茶料洗净，放入锅中；加水煎汤，去渣取汁

即可饮用。

【用法】代茶饮服。

【功效】清咽、泻火。

【主治】本茶方可治疗风热上犯引起的喉咙肿痛、声音嘶哑、吞咽困难等病症。

◇3. 大海冰糖茶

【原料】胖大海5枚，冰糖适量。

【制法】将胖大海、冰糖放入水杯中，以适量沸水冲泡，焖泡30分钟即可饮用。

【用法】代茶饮服，每日2次。

【功效】清热泻火、解毒、润肺。

【主治】可治疗咽喉肿痛、干咳失音、扁桃体发炎等病症。

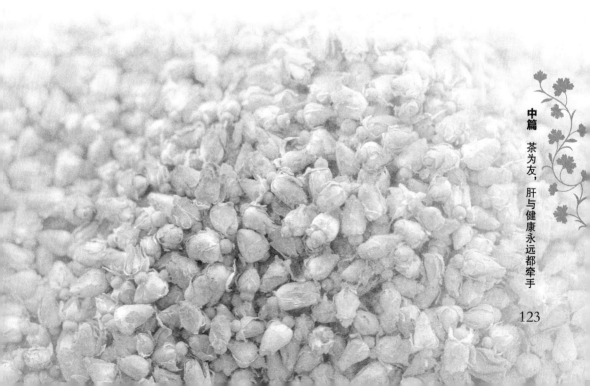

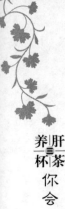
第五节　桂花蜜茶
——疏肝醒脾化痰好，预防牙龈肿痛口气新

　　读者问：在公共场所都能看到禁止随地吐痰的警示标语，因为随地吐痰不仅会危害他人，而且会影响个人形象。不过换个角度来想想，为什么有些人会随地吐痰呢？从健康的角度来说，这些人之所以吐痰不止，是因为体内生痰过多，只有"一吐为快"了。吴教授，您能否给大家讲讲痰是从哪里来的，又有什么方法能够化掉喉咙中的痰呢？

　　早晨起床时，很多人发现喉咙里面像是糊着一层糨糊状的浓痰，吐也吐不出，咳也咳不出去真是难受啊！有人认为是早上起来缺水，连忙去倒杯水喝，喝下去之后，还是有痰塞在喉咙里面，其实用一杯水来化痰是杯水车薪啊。那么，喉咙里的痰是哪里来的呢？

　　我们来看痰这个字，病字部加上炎，就是说炎引起的病，"炎"是什么？大火啊！中医里面说的痰，不仅是喉咙里面可见的痰，还有存在身体内部各器官的"痰"，人体就像是流水线，流水作业过程中的废水废料就是痰。正常时候，这些废水废料会被身体代谢出去，那它怎么变成痰的呢？就是因为火。肝火大，喉咙里有痰出现。中医病症学上把它叫做肝火痰热证。主要是因为肝火大，肝气失调，脾也跟着倒霉，这就是肝脾不调，肝郁化火生痰。

中医典籍里有这样一种说法："痰生百病食生灾。"所以说喉咙里的痰就像是毒药，必须要一"吐"为快，所以说想化痰就得灭肝火。

有一款桂花蜜茶推荐给大家，这款茶可以疏肝火，滋润脾胃，有润喉化痰的效果。桂花和蜂蜜都有滋阴润燥、化咳平喘的功效。取准备新鲜的桂花250克，梅子酱50克，蜂蜜50克。准备一个干净、无油的玻璃瓶，用开水煮烫消毒备用。将桂花洗净，放入盘子，将蒸锅放水烧开，把桂花和盘子一起放入锅中蒸1分钟；将桂花放入准备好的玻璃瓶中，加梅子酱，搅拌均匀；向瓶子中倒入蜂蜜，使蜂蜜完全覆盖桂花；将瓶子封口，研制2个星期即成桂花蜜。

你要是发现自己肝火旺喉咙里面有痰的话，就可以自己动手调制一杯桂花蜜茶，我们只需要在温水中加入2勺桂花蜜，就可以饮用了。常喝桂花蜜茶还可以预防牙龈肿痛。我有一个朋友，他就是经常的牙龈肿痛，他说"牙龈肿痛不是大病，疼起来真是要了老命"，我就推荐他平时喝桂花蜜茶，起到了很好的预防效果，逢人就说这个桂花蜜茶真是神奇啊！

有的人有口臭，曾经旅游的时候碰到过一个漂亮的小姑娘。因为长得漂亮，就有男士和她搭话，在说话的时候就能够闻到她嘴里的味道，因为口臭的原因使许多人都对她敬而远之。口臭真是会让人很尴尬，有口臭的人喝桂花蜂蜜茶，就像是在嘴里喷天然的口气清新剂。

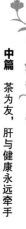

在紧张的工作后喝一杯散发迷人桂花香的桂花茶，花香能帮助我们缓解紧张的情绪。当桂花"邂逅"蜂蜜，两者之间的功效就完美的融合了。桂花茶不但喝起来甜蜜可口，闻起来也是桂香扑鼻啊，爱美的女性喝了它，可以抗氧化，缓解皮肤衰老。现代城市的白领们在下班疲劳之后，喝上一杯桂花蜂蜜茶，可以有效地缓解一天的疲劳。蜂蜜有润肠的功效，可以帮助消化，促进胃肠蠕动，预防便秘。

每天早上起床泡一杯桂花蜜茶，你的生活会像蜂蜜一样甜美，像桂花一样迷人。下面还有三款去肝火、消肿痛的茶方给大家。

平肝消肿三杯茶

◇ 1. 瓜菜健齿饮

【原料】马齿苋（干品）100克，冬瓜皮（干品）100克，

【制法】将马齿苋剪碎，西瓜皮切碎；分成10等份，装入10个茶包中；每次取一个茶包放入茶杯，以沸水冲泡，1分钟后倒掉；再次倒入沸水，焖放20分钟即可饮用。

【用法】代茶饮服，每日1剂，可反复冲泡。

【功效】疏肝散风、去肝火、消肿止痛。

【主治】本茶方可治疗牙龈肿痛出血、牙周病、便秘等病症，而且可以除口臭，保持口气清新。

◇ 2. 银花柿霜茶

【原料】金银花10克，柿霜10克。

【制法】将金银花洗净，加水煎汤；去渣取汁，兑入柿霜即可饮用。

【用法】代茶频饮。

【功效】清热解毒、消炎止痛。

【主治】口中热臭，牙龈破溃流脓、口舌溃疡等。

◇3. 芦根冰糖茶

【原料】芦根30克（鲜品50克），冰糖适量。

【制法】将芦根洗净切段，和冰糖一起放入锅中；加水煎汤即可饮用。

【用法】代茶饮服，每日1剂。

【功效】祛肝火、清热除烦、生津止渴、利尿解毒。

【主治】本茶可清新口气，清除口中异味。

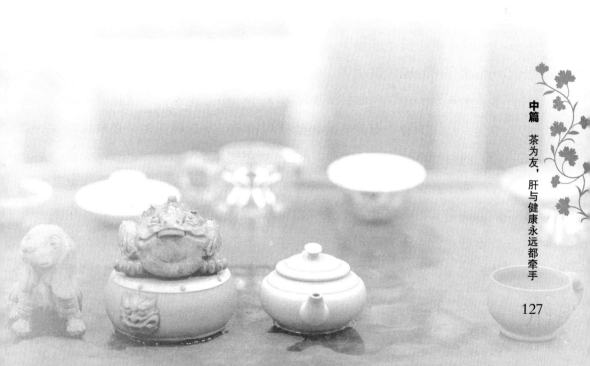

第六节　双花除痘茶
——打败肝火引起的青春痘、暗疮、粉刺

读者问："颜值"这个词在网络上火了。你颜值高吗？你的颜值有几分啊？把漂亮美丽和颜值联系在一起，容貌给人的形象加分是最多的。但是很多爱美的女孩子"脸面"都有问题，青春痘、暗疮和粉刺，困着扰爱美女性。今天，我们请吴教授介绍打败青春痘、暗疮和粉刺的秘方。

现在是个拼"颜值"的时代，人人都喜欢别人夸自己漂亮。有一张漂亮的脸庞，被很多人羡慕。但在逛街的时候，常常会看到很多脸上不"干净"的年轻人，"不干净"不是说他们不洗脸、不讲卫生，是因为脸上有青春痘、暗疮和粉刺。它们就像是一根根长在脸上的刺，同时，也扎在爱美的人的心里啊。

为了抹去这些"不足"，爱美的朋友是没少花心思，最常见的方法是，每天都在脸上涂抹各种祛痘除斑护肤的化妆品。我一个侄女就是，脸上时不常的就有痘痘冒出来，她每天就琢磨着怎么祛痘，买了许多祛痘美容的化妆品。效果不好，而且停用之后，痘痘又会冒出来。有一次我又看到她往脸上涂抹各种的祛痘药品，我就对她说，脸上起痘痘，这不是脸的问题，要想治痘痘，还得从体内找原因。

青春痘、暗疮和粉刺让脸"不干净"的东西都是从哪里来的呢？这是肝火旺造成的，《黄帝内经》中说："肝者，将军之官，谋虑出焉"，意思就是说肝是人体内各器官的将军，当身体内部出现问题或者受到外部因素的侵袭，肝总是冲在最前面替我们身体遮风挡雨，肝脏就是身体最大的解毒器官，肝火过旺会导致身体排毒不顺畅。很多人脸上的痘痘、暗疮和粉刺都是身体里肝火过旺引起的肝火过旺了，身体内本来就有的"湿气"就被点燃了，导致体内呈湿热的状态。肝火继续向上走，当火气上到脸上时，你就发现痘痘和暗疮像雨后的蘑菇一样冒出来了。从根本上，让脸干净，还是得要打败肝火。

想要打败肝火，金银花和菊花来帮忙。金银花性寒，菊花性微寒，都有去肝火的功效。推荐双花除痘茶给爱美的朋友们，取金银花5克，菊花3克，连翘10克，连翘与金银花一样都是属于性较寒的药材，对那些燥热及火气大的人使用，有清热祛火的功效，也可以治疗生痘疮的皮肤。最好的使用方法建议用茶饮。具体做法是：先将前3味茶料洗净，放入锅中，加水煎汤，去渣取汁，如果觉得味道苦的话，加入少许的蜂蜜调味。双花除痘茶有清热去毒、散结消肿、平肝明目、杀菌的功效。每天喝一杯，坚持一段时间你就会发现青春痘、粉刺和暗疮都不见了，尤其适合那些爱美的女性饮用。不过，金银花、连翘和菊花都是性寒凉的草药，体质虚寒的人不适宜饮用。

在平常生活里，清洁自己的脸面，就先要保护好我们的肝。要想肝脏好，一定要睡的好，经常听见有人说，晚上没睡好，脸上起痘痘了。古医书中有记载"子时主胆经，丑时主肝经"，传统中医认为，晚上11点到次日凌晨3点，血液流经肝和胆，此时应让身体得到完全的休息，所以按时上床睡觉，是最简单的养肝之道。

有时心情过于浮躁、动气、发脾气、生活压力大引起肝火旺，脸上就会有麻烦了。化解肝火旺，好的心态对身体健康很重要，

如果你受够了脸上的痘痘、暗疮和粉刺，还可以喝我下面的三杯"干净茶"，脸上干净了，颜值提高了，幸福的生活还会远吗？

养肝美颜三杯茶

◇1. 杷叶桑竹茶

【原料】枇杷叶15克，桑叶15克，竹叶10克。

【制法】将以上3味茶料洗净，加水共煎汤，去渣取汁饮用。

【用法】代茶饮用，每日2次。

【功效】清热宣肺、清肝明目、和胃降气。

【主治】本茶方可治疗青春痘、粉刺等病症。

◇2. 丝瓜皮

【原料】鲜丝瓜、冰糖适量。

【制法】将西瓜洗净，用小刀刮下丝瓜皮表面的绿衣，晒干；取一小撮晒干的丝瓜绿衣放入茶杯中，加入适量冰糖，以沸水冲泡；浸泡20分钟后即可饮用。

【用法】代茶饮服，可以续水回冲。

【功效】清热、解毒、消肿。

【主治】本茶方可治疗青春痘、疖等病症。

◇ **3. 三花茶**

【原料】金银花15克，菊花15克，玫瑰花10克。

【制法】将以上3味茶料洗净，放入锅中加水煎煮，去渣取汁即可饮用。

【用法】代茶饮服。

【功效】清热解毒、理气解郁。

【主治】本茶方可治疗痤疮热邪壅盛、皮疹赤红、有脓包、口干咽燥、心烦易怒、大便干结、小便赤黄等病症。

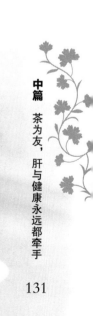

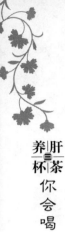

第七节　枸骨苦丁茶——清热平肝，降脂减肥很享"瘦"

读者问：如今，减肥瘦身成为很多人的头等大事，并且我发现，现在致力于减肥"大业"的人已不仅仅局限于女性。在我们小区旁边的一个广场上，每天晚上都有很多人练"暴走"，其中就有很多男性朋友。这也应该说明人们普遍注重身体健康了吧。但是，运动健身也要讲究科学方法，有人由于运动过量得了滑膜炎。哎，运动多了也不行，真是令人挺纠结的。吴教授，我们能不能通过饮茶来起到减肥的作用呢？您能给我们推荐一些茶饮方子吗？

咱们首先简单说一下你提到的运动健身的科学方法问题。其实，很多事情都要讲究方式方法，不适当的运动对人体可能造成很多伤害。所谓不适当的运动，可以从两方面理解，一是过量，二是运动形式太单一。过量就是超出了自身所能承受的运动强度，是否过量可以根据疲劳恢复的时间来判断，如果肌肉疼痛、腰膝酸软等疲劳情况在下一次运动前能够得到恢复，就是适量的运动，反之则是过量。单一的运动形式也很容易造成身体损伤，你说的滑膜炎就是常见的病症之一，我还看到过有媒体报道"女汉子连坐700个深蹲，导致横纹肌溶解"。所以说，无论是哪种目的的健身运动，都要根据自身情况适度进行，要选择多样化的运动，拓展运动项目，交替进行不同的运动项目，全方位锻炼身体。

咱们好像有些在说题外话，跟咱们中医、茶方的主题不太契合。其实，我想告诉大家的是，对身体的调理应该从多方面入手，不能蛮干乱来，比如减肥就不能单一靠运动或节食。想减肥的朋友，如果能在我们推荐的茶方里选出适合自己的，坚持饮用，再坚持适量科学的运动和合理的饮食，肯定能起到事半功倍的效果。

前面咱们讲过，我们可以用茶饮的方式来帮助胃肠消化、肝脏排毒，通过增加肠胃的蠕动，减少脂肪、胆固醇的摄取，以及加速脂肪溶解，来达到减肥瘦身的目的。这些原理性的东西咱们不多讲了，主要还是聊聊具体的茶饮方子。首先给大家推荐一种枸骨枸杞茶，具体做法是用枸骨叶6克、枸杞子5克和甘草3克，洗净研制成粗末；将茶末放入茶杯中，以适量开水冲泡；稍凉后加入适量蜂蜜即可饮用。这个茶方有降脂减肥、清热平肝、滋补肝肾、润肺、补脾益气等功效，适合肥胖、高血压、面红目赤、脂肪肝、冠心病、头胀头痛等病人饮用，尤其是降脂减肥效果显著。

这个茶方中所用到的枸杞子和甘草以前都已讲过，现在主要说说枸骨叶。

枸骨叶这个名字大家可能有些陌生，它是冬青科植物枸骨的干燥叶。其实枸骨是一种很常见的植物，很多城市用它来做绿化树，就是那种叶子呈长方形，四角以及顶端呈尖刺状的。根据《本草纲目》的记载，枸骨叶是一种常用的中药材，味苦，性凉，归肝经和肾经，有清热养阴、平肝、益肾的功效。入药用的枸骨叶在秋季采收，一般称为"功劳叶"。江浙一带常将枸骨的嫩叶在清明前后采摘，经过水泡、晒干等程序制作成茶，称为"苦丁茶"，这和入药所用的枸骨叶有所不同。咱们茶饮用的就是枸骨的嫩叶所制成的"苦丁茶"。作为日常保健饮品，这种苦丁茶的化学成分包括黄酮、多酚类化合物以及多种微量元素等，具有减肥、强身健体的功效。

具有清热平肝、降脂减肥效果的茶饮还有很多，最后咱们还是按惯例介绍几个，大家可以详细看一下，根据自己的情况选择。

平肝降脂三杯茶

◇1. 柠檬苦瓜茶

【原料】柠檬草6克，苦瓜30克，蜂蜜适量。

【制法】将苦瓜切片，放入锅中加热水煮沸；将柠檬草、荷叶放入苦瓜水中；冲泡10分钟后以适量蜂蜜调味即可饮用。

【用法】代茶饮服，分2次温饮，每日1剂。

【功效】清热解毒、利湿降脂、养血益气、滋肝明目、健脾升阳、健胃利尿。

【主治】本茶适宜高血压、高血脂、肥胖症等人群饮用，但孕妇不宜饮用此茶。

◇2. 夏枯车前茶

【原料】夏枯草30克，车前草30克，柳叶9克。

【制法】将夏枯草、车前草、柳叶洗净，放入锅中加水煎煮，去渣取汁即可饮用。

【用法】代茶饮用，每日1剂，分两次饮完。

【功效】清肝明目、消肿散结、利尿降压。

【主治】本茶具有消脂减肥作用，可治疗肥胖症。

◇3. 菊楂决明茶

【原料】菊花10克，生山楂15克，决明子15克。

【制法】将以上茶料洗净，将决明子打碎；将以上茶料同放入锅中，加水煎煮，去渣取汁即可饮用。

【用法】代茶饮服，每日1剂。

【功效】清肝祛热、活血化瘀、降脂减肥。

【主治】可治疗肥胖病肝阳偏亢、淤血阻滞、头晕头痛、烦躁易怒、面目红赤等病症。

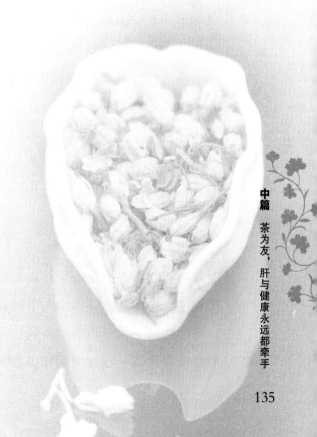

第八节　一贯煎茶——疏肝解郁，烦恼一扫光

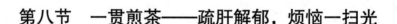

　　读者问：每天早上，我习惯每天浏览一下新闻。最近看到的一个消息挺让我感到吃惊的，说我国各地区抑郁症患病率的差异较大，在1.6%～4.1%之间，并且早期发现和治疗率偏低。说真的，过去虽然也经常看到有关抑郁症的报道，平时也有朋友心情不好时会吐槽说自己得抑郁症了，但总觉得跟开玩笑似的，想着抑郁症也就是个别现象，实在没想到发病率竟然这么高，看来还是不容轻视。当然，我也知道，心情不好和抑郁症之间还是有一段遥远的距离的，但我想说的是，咱们不是讲究把危险扼杀在摇篮之中吗？吴教授，有没有什么茶饮可以帮助调整心情、排解烦恼，以免我们的精神出现大问题呢？

　　关于抑郁症，我也时常会有所关注。咱们国家公布的数据还是不太高的，世界卫生组织统计的数据是，全球抑郁症发病率超过了10%，也就是说，每10个人中就有一个患者，这是很可怕的。当然，抑郁症属于精神障碍类疾病，早期主要可以从心理疏导的角度来治疗或者预防，这方面的知识我不准备多说，一方面是由于时间

的限制，另一方面嘛，所谓术业有专攻，我还是从中医的角度来讲这个问题，也就是你刚才最后说的，用茶饮的方式来帮助调整心情、排解烦恼，将疾病消灭在萌芽状态。

咱们一直在谈有关肝脏的保养问题，通过这些的讲解，大家现在应该有这样一个认识，就是我们的肝脏的健康与否是和心情密切相关的，这二者之间互相影响，有一荣俱荣、一损俱损的感觉。比如说，如果一个人情绪易于急躁，那么就容易伤及肝阴，出现肝阴虚的症状，而肝阴虚又会导致肝火偏旺，表现在情绪上就会加重急躁、烦恼等。既然如此，我们就通过对肝脏的保养，具体说就是"疏肝"的手段，来达到"解郁"的目的，而"疏肝"，是完全可以通过饮茶来完成的。首先给大家介绍一种常用的"一贯煎茶"。

一贯煎茶对调整心情、舒缓情志有一定的帮助。一贯煎茶的具体做法是，用生地黄18克、沙参9克、当归9克、麦门冬9克共同研成粗末，放入水瓶中，再放入枸杞子10克，加适量沸水，加盖焖泡15分钟左右，稍凉后加入适量蜂蜜即可饮用。这是一天的量，可以反复冲泡，最后可以将其中的枸杞吃掉。这个茶方有疏肝解郁、滋阴理气、补血活血、清肺益胃等功效，常用于血燥气滞、口干咽燥等病症，可以使肝体得以濡养，使肝气得以条达。一贯煎茶对调整心情、舒缓情志有一定的帮助，可以解除因肝郁不舒所导致的胸脘胁痛等症，同时，还可以治疗慢性胃炎、胃痛反酸等。

在这个茶方中所用到的生地黄、枸杞子以及蜂蜜，咱们在以前都详细讲过，就不再多说了，下面主要讲讲其他几味药材。

沙参，是桔梗科多年生草本植物沙参的根，有些像胡萝卜。当然，咱们在药店买的已经是炮制过的，是切成片状的。沙参味甘、

微苦，性微寒，归肺经、肝经和胃经，可治疗肝肾阴虚、肝气不舒、胁痛脘胀等症。

当归是大家都十分熟悉的一种中药材，它的功效与作用很多，尤其适合女性使用。简单来讲，它既能补血，又能活血，既可通经，又能活络，被古人称为"妇科圣药"。这样说好像和咱们正在讲的"疏肝"不太契合，其实不然。我们应该认识到，人体是一个有机的整体，尤其是五脏六腑之间，有着很复杂也很微妙的关系。并且，肝脏的主要功能之一就是藏血，血虚必然会妨碍肝脏的正常工作，所以当归的补血行气功效对肝脏大有裨益。同样，很多中药材也是对身体的很多部位有着综合性的调理保养作用，当归就是如此。中医认为，当归味甘，性温，归肝、心、脾经，常用于养血补血、疏调肝气、活络止痛、润肠通便等。

麦门冬也就是麦冬，现在很多城市用它来做绿化植物，很常见。入药用的是它根部所结的小块根，白色的，有些像枸杞子的形状。麦冬有生津解渴、润肺止咳、养阴益胃、清心除烦的功效。

今天已经讲了不少了，结束之前，再给大家提供几个茶方，所用材料和做法都尽量写清楚了，感兴趣的朋友可以自行了解一下。

疏肝解郁三杯茶

◇**1. 茉莉菖蒲茶**

【原料】茉莉花6克，石菖蒲6克，清茶10克。

【制法】将茉莉花、石菖蒲、清茶一同研成粗末，将茶末放入杯中，以适量沸水冲泡，加盖焖置10分钟。

【用法】代茶饮用，每日1剂。

【功效】行气解郁、利湿和胃。

【主治】肝气郁滞型慢性胃炎。

◇ 2. 郁草绿茶

【原料】郁金10克，甘草5克，绿茶2克，蜂蜜25克。

【制法】将郁金、甘草、绿茶放入锅中，加水1000毫升，煮沸10分钟后去渣取汁，加适量蜂蜜调拌均匀。

【用法】代茶饮用。

【功效】疏肝解郁、利湿祛瘀、清心。

【主治】气滞血瘀型肝硬化。

◇ 3. 绿梅茶

【原料】绿萼梅6克，绿茶6克。

【制法】将以上2味茶料放入杯中，以适量沸水冲泡。

【用法】代茶饮用。

【功效】疏肝解郁、理气止痛。

【主治】肝气郁结、横逆犯胃导致的胃脘部走窜性疼痛等病症。

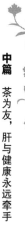

第九节　清肝泻火饮菊花乌龙茶

　　读者问：民国名人丰子恺大师最喜欢的事情就是喝茶，他的许多文章和漫画都是在幽幽茶香中创作的。我平时也喜欢在工作时泡上一杯茶，虽然我和大师那是不可同日而语，但习惯竟然是相同的。我喝过的茶有很多种，其实最喜欢的还是铁观音，感觉它的口味和香气都非常耐人回味。吴教授，我给您讲这些，自己都觉得是在班门弄斧，不多说了。我就是想让您给大家从健身的角度给大家讲讲这种茶。

　　你刚才说的铁观音，从大的分类来讲属于乌龙茶，咱们还是讲这一类茶的共同特点吧。乌龙茶是半发酵茶，富含单宁酸、茶多酚、植物碱等活性物质，其药理作用主要表现在提神益思、消除疲劳、杀菌消炎、消食去腻以及降脂防癌等方面。

　　我们对茶叶的印象一般就是"非红即绿"，但事实上中间还有一种介于两者之间，这就是乌龙茶，也被大多数人称之为"青茶"。然而，这种茶为什么叫乌龙茶？其实，背后隐藏着一段有趣的故事。

据说，明末清初时有一位将军，住在安溪西坪尧阳南岩顶上。他单名叫"龙"，加上长期雨打风吹日晒，皮肤比较黑，大家从此尊称他为乌龙将军。乌龙将军呢，喜欢打猎和种茶。有一年到了采茶的季节，乌龙将军背上猎枪和竹篓就上山了。采完茶，他突然发现有一只野鹿，于是打猎的瘾就上来了。他将茶篓放在地上，端起猎枪瞄准射击。野鹿受伤逃跑，他跟在后面狂追，直到捕获为此。第二天，在品味鹿肉的时候，他想起茶忘在山上。于是上山找到竹篓，发现里面的茶叶已经枯萎，边缘是一片暗红色。经过烘制，这次的茶芳香扑鼻，经过冲泡更是甘洌爽口、余香袅袅。有了这次经验，乌龙将军从此故意将茶树上的青叶等到叶子枯萎、边缘暗红的时候再进行炒制，效果果然非凡。很快大家都知道乌龙将军家有一种奇异的香茶，纷纷到他家里品尝。乌龙将军不私藏秘密，将秘方如数传给众人。为了表示对他的敬意，大家称这种茶为"乌龙茶"。

故事很好听，但有用才是硬道理。那么，乌龙茶对我们究竟有什么用呢？我先从减肥作用来说吧。说到乌龙茶的降脂作用，我猜这应该是女性朋友比较关心的，呵呵。乌龙茶因为经过了一定的发酵过程，所以含有较大量的茶多酚，而茶多酚是一种活性物质，有极强的清除有害自由基、提高脂肪分解酶的作用，可以降低血液中的胆固醇含量。对于老年朋友来说，其意义可能更多侧重于预防心脑血管疾病的发生；对于女性朋友来说，其意义就应该侧重于减肥健美了，这恐怕也是现在很多女孩子喜欢喝乌龙茶的原因。在日本，乌龙茶又被称之为"美容茶"、"健美茶"等，这也是实至名归的一种叫法了。

咱们现在主要讲的是有关肝脏的调理保养，乌龙茶在此方面有

很重要的作用。现代药理学研究证明，茶在抑制乙肝病毒的复制、保肝降酶、杀菌解毒、提高机体免疫力等方面具有独特的优势和疗效，适当饮用可达到养肝的目的，适用于乙肝患者。同时，乌龙茶中富含单宁酸、茶多酚、植物碱等活性物质，这三种成分都可以消食去腻，对缓解脂肪肝有一定效果。

在喝乌龙茶的时候，还可以加入一些其他的食材和药材，以增强其保健效果。比如有一款常用的茶饮方子，是将乌龙茶和菊花以及枸杞子配伍，具体做法是，取菊花10克，枸杞子3克，乌龙茶3克，洗净后以适量沸水冲泡，加盖焖10分钟，稍凉后加适量蜂蜜调味。这个茶方具有疏风散热、清肝明目、解毒、抗菌消炎等功效，可治疗肝火过盛引起的口干咽燥、视物不清、喉咙肿痛等病症，并且味道也很好，可谓不苦口的良药。

当然，对肝脏具有保健作用，比如可以清肝泻火的茶饮还有很多，以前咱们也介绍过一些，下面再提供几个具体的茶方，大家可以根据自己的情况和喜好选择。

清肝泻火三杯茶

◇1. 桑叶菊花茶

【原料】桑叶6克，野菊花6克。

【制法】将桑叶研为细末，与野菊花一同放入茶壶中，以适量沸水冲泡，加盖焖置15分钟。

【用法】代茶饮用，每日1剂，可回冲3～5次。

【功效】清肝明目、平抑肝阳、降压、降血脂、散热清肺、润喉。

【主治】肝火亢盛型高血压、咽喉肿痛、痤疮痈肿、风火赤目、头痛眩晕等病症。

◇ 2. 芹菜花蝶茶

【原料】旱芹5克，花蝴蝶根3克。

【制法】将旱芹、花蝴蝶根洗净、沥干；将以上2味茶料一同研为粗末，装入纱布袋中，扎紧口，放入茶杯中；以适量沸水冲泡，加盖焖置25～30分钟。

【用法】早晚分两次温饮。

【功效】平肝清热、活血止痛、解毒、祛风利湿、舒筋。

【主治】肝热、头痛、高血压、烦躁不安、足下少力、妇女月经不调等病症。

◇ 3. 驳骨霄花茶

【原料】大驳骨3克，凌霄花2克。

【制法】将大驳骨、凌霄花洗净、沥干，一同研为粗末；将茶末放入纱布袋中，扎紧口，放入杯中；以适量沸水冲泡，加盖焖置25～30分钟。

【用法】早饭、晚饭后分两次温饮。

【功效】泻肝火、活血散瘀、行血通络。

【主治】血热风痒、酒糟鼻、风湿痹痛、血瘀肿痛、血滞闭经、月经不调等病症。

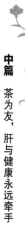

第六章　养肝饮对三杯茶，春夏秋冬好年华
——四季养肝茶饮法

第一节　春季滋润茶，恩泽肝脏不焦躁

　　读者问：我看到有位朋友在微信朋友圈里转了一篇文章，说李清照其实是很懂养生的，比如，她曾经写过"乍暖还寒时候，最难将息"，意思就是说，春季气温起伏较大，时暖时寒，最难调养身体。吴教授，其实我自己也有这样的体验，春天的时候，本来觉得春暖花开应该生机勃勃呢，但是恰恰相反，身体时不时就会出点什么状况，再赶上有什么流行性的疾病，更是特别容易"中招"，这是怎么回事呀？

　　我很赞同你说的话，中国古诗词里面确实有很多涉及养生的知识，比如你刚才说的这个"乍暖还寒时候，最难将息"，就非常有道理。春天确实是春暖花开生机勃勃，但是我们应该看到，这个时期细菌、病毒的活动也同样频繁了，所以春季是最容易出现流行性疾病的季节。另外，季节的变换会引起人体各项机能、各个脏器的调整，这些调整有时会引起身体的一些不适，严重时还会发展成疾病，但从另一个角度讲，我们如果能针对身体的这些调整做一些保养的话，也会收到事半功倍的效果，可以给身体带来一整年的健康。

《黄帝内经》认为，遵循阴阳、时令的养生可以达到增强体质、预防疾病、延年益寿的效果。传统中医学四季之中春天属木，从"五脏应四时"理论分析，肝脏外应春天，所以在春天肝的生理机能比较旺盛，也就是说，春季适合针对肝脏进行调养。

肝脏能调节气血、调畅情志、疏理气机，还能帮助脾胃消化食物和吸收营养。春季阳气上升，人体的肝气、肝火也会随之上升，这就容易引起肝阳旺盛，而肝阳旺盛会直接导致高血压、眩晕、肝炎等疾病。还有，我们平时说某个人脾气不好时，往往会说"肝火太旺了"，也就是说，肝阳旺盛还容易引发激愤、暴躁、骚动等情绪状态，有的人能够及时调整，但也有的人会发展成心理问题，带来很多困扰。总之，春季养生要围绕养肝来进行，也就是古人所说的"春重养肝"。

既然春季养肝这么重要，咱们就再说说具体该怎么养。刚才说过了，阳气上升导致肝火旺盛，所以就要以"疏泄"为主，通俗点说就是帮助肝脏散发掉聚集了一个冬天的内热。在饮食方面宜清淡，多吃青菜、水果等滋润食物以及蜂蜜、大枣、山药等养肝护肝的食物。很多春季时令蔬菜，比如香椿、马兰头、荠菜、春笋等，都有养阳敛阴、养肝护脾的功效，可以注意适当多吃一些。要少吃

辛辣和醋、山楂、海蜇等冷酸食物。

　　针对春季养肝护肝有许多茶饮方子。春茶，尤其是"明前茶"具有养肝清头目、化痰除烦渴的功效，还有夏枯草、桑叶、菊花或金银花、绵茵陈等中药材或药食两用的材料，搭配成茶饮都对肝脏有益，具体怎样搭配，我提供几个茶方，大家可以参考。

春季养肝护肝三杯茶

◇1. 双补双润茶

【原料】蒲公英30克，大青叶30克。

【制法】将黑芝麻和黑桑葚洗净，沥干；装入纱布袋中，扎紧口；放入茶杯，以适量开水冲泡，浸泡6～7分钟后加入红茶再浸泡2～3分钟即可饮用。

【用法】代茶温饮。

【功效】滋肝补肾、润便乌发、生津止渴、利尿。

【主治】可治疗皮肤干燥、眼睛干涩、畏风流泪、口唇干裂、大便困难等病症。

◇2. 蜂蜜陈皮茶

【原料】陈皮半个、蜂蜜2勺。

【制法】将陈皮洗干净，放入随身携带的水杯中；冲入适量沸水，一分钟后倒掉；再次加入沸水，焖放30分钟；待水温时加入适量蜂蜜，搅拌均匀即可饮用。

【用法】代茶饮服。

【功效】舒肝、养胃、健脾。

【主治】本茶方可润肺、祛肝火，是春季最佳保健茶饮，而且有助于溃疡愈合，适合慢性胃溃疡病人长期饮用。

◇**3. 利噪开音茶**

【原料】干无花果6克，雪梨1个，冰糖适量。

【制法】将雪梨用加面粉的水泡10分钟，然后将雪梨清洗干净；将雪梨带皮切成小丁，与无花果、冰糖一起放入随身携带的杯子中；以适量沸水冲泡，加盖焖30分钟即可饮用。

【用法】代茶频饮。

【功效】滋养肝肾、利噪开音。

【主治】本茶适合肝火旺、慢性喉炎等病人饮用。

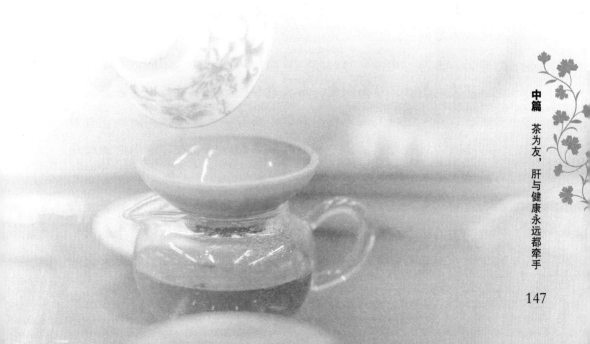

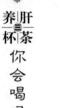

第二节　春季解毒茶，防护肝脏不感染

　　读者问：提起"春天养生"，好像有一个很重要的概念，就是"解毒"。吴教授，我们知道，肝脏的主要功能就是解毒，那么，和其他脏器比较，肝脏上会不会残留更多的毒素呢？在春天养生的时候，我们有没有什么好的方法帮助肝脏排毒呢？

　　关于春天养生，《黄帝内经》有这么一段话："春三月，此谓发陈，天地俱生，万物以荣，夜卧早起，广步于庭，被发缓形，以使志生，生而勿杀，予而勿夺，赏而勿罚，此春气之应，养生之道也。逆之则伤肝，夏为寒变，奉长者少。"意思就是说，在春天一定要注意养生之道，避免伤及肝脏。在春季，人体代谢活跃，容易引起体内燥热、毒素郁积，从而导致各类肝病的发生，因此更要注意清热解毒。

　　说到排毒，我们就不能不提到肝脏的功能。要知道，肝脏是人体内最大的解毒器官，我们吃进去的有毒的东西、体内产生的毒物和废物，都必须依靠肝脏解毒，因此肝脏也是非常容易受到侵害的器官，如果保护不好容易生病。

肝病的种类也有很多，有些不但严重影响患者的健康，还具有传染性，所以提起肝病，大家往往谈虎色变。我们经常说，治病不如防病，上次给大家讲了养肝护肝要注重"滋润"，现在就再讲讲肝脏的"排毒"，首先讲讲怎样判断肝脏是否含有毒素。

一般来讲，如果身体的某个部位有毒素了，那么在身体表面会有明显的信号。中医认为"肝主筋"，指甲是"筋"的一部分，所以毒素在肝脏蓄积时，指甲会向下凹陷，或者表面有凸起的棱线；肝脏还是人体内控制和调节情绪的器官，当肝脏内蓄积的毒素得不到及时排出时，会引起不良情绪，比如烦躁、抑郁、莫名其妙想发火等等，所以如果感觉自己情绪在某个时期波动比较大，建议考虑找中医诊疗一下看看是不是肝脏的排毒功能下降了；另外，女性朋友要特别注意的是，肝部积有毒素时还可能引发痛经和乳腺增生，因为乳腺和小腹都处在肝经以及它的搭档胆经的循环线路上。

在人体中，肝脏蓄积的毒素往往是因为我们所食用的不健康的食品或者药品产生的，既然是吃出来的毛病，那么最好的办法就是把它"吃出去"，很多食疗和茶饮方子都很不错。

我们日常吃的许多食物中都有护肝排毒的功效，春季的许多时令蔬菜都有清热解毒的功效，可以帮助我们对身体进行有效的排毒。比如西红柿含有大量的维生素，有清热解毒、凉血平肝的功效；木瓜中有一种叫做齐墩果酸的物质，可以护肝降脂、抗炎抑菌，常用来制作保肝护肝的药物；百合中的秋水仙碱可以抗肝纤维化、肝硬化。能够养肝护肝的食物非常多，建议大家平时多留意一下养生方面的知识。

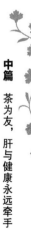

除了食疗，饮用合适的茶饮来养肝排毒也是很好的选择，既方便效果又好。比如芦根就具有清火、平肝明目、祛痰生津的功效，过去老人们在春季往往会挖了越冬的芦根煎茶给全家人喝，所以芦根茶是一种非常传统的护肝茶饮；还有蒲公英、茵陈、薄荷等，都是春季常吃的野菜，同时也是传统的中药材，解热凉血、保肝排毒的功效很显著。

另外，我再给大家介绍几个经典的护肝排毒茶方，大家可以根据自身情况进行选择。

春季护肝排毒三杯茶

◇ 1. 藤菊兰茶

【原料】银花藤3克，板蓝根3克，野菊花2克，蒲公英2克，冰糖适量。

【制法】将前4味茶料洗净，沥干备用；将准备好的茶料放入纱布袋中，扎紧口，放入茶杯中，以足量开水冲泡，浸泡10分钟后加入适量冰糖即可饮用。

【用法】每日3次，早饭、午饭、晚饭后温饮。

【功效】清热解毒、清肝明目、止痛。

【主治】此茶对春季流行性结膜炎、春季皮疹、眼睛红肿等病症疗效显著。

◇ 2. 茵菊大枣茶

【原料】茵陈3克，杭菊花2克，大枣2枚。

【制法】将茵陈、杭菊花洗净，沥干；将大枣洗净，去核备用；将以上3味茶料装入纱布袋中，扎紧口，放入茶杯中，以适量开水冲泡，加盖浸泡5～8分钟即可饮用。

【用法】午饭、晚饭后温饮，分2次饮完。

【功效】清热解毒、明目、祛头风、健脾和胃、补胃气。

【主治】春季是传染病的高发期，经常饮用茶可有效预防病毒性肝炎和传染性结膜炎。

◇**3. 茵芦酸浆茶**

【原料】茵陈2.5克，鲜芦根6克，酸浆（也称酸浆草）3克。

【制法】将鲜芦根去杂质、洗净，剪成0.5厘米长的小段；将茵陈、酸浆洗净，沥干；将以上3味茶料共同装入纱布袋中，扎紧口，放入茶杯中，以适量开水冲泡，浸泡10分钟即可饮用。

【用法】分2次饮用，午饭、晚饭后温服。

【功效】清热解毒、退黄疸、消疔毒、生津止渴、利尿。

【主治】本茶方可预防治疗肝炎、病毒性感冒等病症。

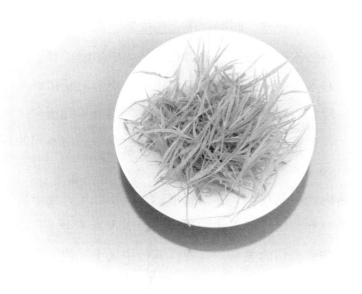

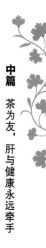

第三节　夏季消暑茶，疏肝理气开脾胃

　　读者问：吴教授，我在电视上看过一档养生节目，其中说到养生应该根据不同的季节采用不同的方法。您已经给我们讲过了，春季养生要以护肝保肝为主，那么夏季又该以什么为主呢？每到夏天，因为天气酷热，有的朋友会整天待在空调屋里，还会吃很多冷饮、冷食，这会不会给我们的健康带来隐患呢？

　　在我国古代有一个观点，叫做"天人感应"，简单点说，它强调的就是人与大自然的密切关系。人类在自然界中生活，自然界的各种变化必然会对人体产生相应的影响，比如说季节的变化就会直接影响到人的生理和病理，所以养生学中有一个很重要的理念，就是"四季养生"，也就是你刚才说的根据不同的季节采用不同的养生方法。

　　根据《黄帝内经》的观点，春季属木，对应于肝气；夏季属火和土，对应于心气和脾胃。肝心脾肺肾分别对应木火土金水，而脾胃互为表里，有非常密切的关系，脾胃在五行中属土，位于中焦，共同承担着将食物运化并生成气血的重任，周身的精、气、血、津液都必须依靠脾胃来供给。所以夏季脾胃最容易受到伤害，同时夏季也是调养脾胃的最好时节。当然，相邻的季节间总会有一些关联的，不会是那种截然的分割，所以夏季的养生要围绕疏肝理气开脾胃来进行。

夏天天气炎热、潮湿，的确让人不舒服，尤其是赶上酷暑时的高温天，很多人就尽可能不出门了，觉得既然空调可以给我们打造一个小气候，干吗还到那大气候里去遭罪，其实这样做对身体很不利。夏季是人体阳气最盛的季节，而空调吹出的风是寒气，过多地使用空调很容易造成外寒侵袭，引起脾胃不适。同样道理，食用过多的冷饮和冷食也会伤害脾胃。脾胃受伤一般会腹痛、腹泻、恶心呕吐，严重的还会影响秋气的功能，秋天容易得疟疾之类疾病。当然，这并不是说不可以避暑，夏天的特点就是燥热，养生主要就是要清燥解热、疏肝理气为宗旨，只是我们要讲究方法，不能硬堵、硬压。

其实要想清燥解热有很多种方法，咱们主要还是说说茶饮。夏季饮茶以绿茶为最佳，因为绿茶是未发酵茶，性寒，中医讲"寒可清热"，常喝绿茶能去火，生津止渴，还能消食化痰。关于绿茶的功效，《随息居饮食谱》中写道："清心神，醒酒除烦，凉肝胆，涤热消痰，肃肺胃，明目解渴。"夏天的时候，除了绿茶，我们还可以用一些其他的材料来烹制消暑茶。比如说荷叶茶，中医古籍上就有记载，荷叶味苦、涩、性平，归心、肝、脾、胃经，可以清暑利湿。做荷叶茶时用新鲜的嫩荷叶直接泡也行，稍微煮一下也行，味道很清新，并且经常喝还能减肥，爱美的女孩子可以试一试。

可以制作消暑茶的材料很多，杭白菊、白茅根、扁豆花都有清燥祛暑的功效，大家可以参考下面的几个方子。

夏季消暑三杯茶

◇**1. 花兰荷丝茶**

【原料】茉莉花2克，佩兰叶2克，鲜荷叶1角（一个叶子的四分之一）。

【制法】将以上3味茶料洗净，沥干；将荷叶切成细丝；将佩兰叶与荷叶丝一同放入纱布袋中，扎紧口，放入茶杯，以适量沸水冲泡，加盖浸泡10分钟后加入茉莉花，继续浸泡2分钟即可饮用。

【用法】代茶饮服。

【功效】疏肝理气、去烦止渴、健脾开胃、清热解暑、祛表邪。

【主治】本茶可预防夏季中暑，而且可治疗气滞、心烦口渴、不思饮食、口腔异味等病症。

◇**2. 豆花菊芷茶**

【原料】鲜扁豆花6克（干品3克），杭菊花2克，白芷2克，冰糖适量。

【制法】将扁豆花、杭菊花去杂质，洗净，沥干；将白芷打碎，装入纱布袋中；将以上3味茶料一起放入茶杯中，以70~80℃的开水冲泡，浸泡10分钟后即可饮用。

【用法】代茶温饮，早饭、午饭后各一次。

【功效】清肝明目、清暑热、利鼻窍、醒脾解酒毒、化浊、开胃、祛头风。

【主治】本茶可治疗暑热头痛、暑热伤肺、酗酒中毒、目花、鼻塞、咳嗽、纳食无味等病症。

◇3. 苦茅茉莉茶

【原料】苦瓜10克（干品3克），白茅根3克（鲜品10克），茉莉花2克，冰糖适量。

【制法】将苦瓜、白茅根洗净，沥干；将苦瓜和白茅根一起装入纱布袋中，扎紧口，放入茶杯中；以适量沸水冲泡，加盖浸泡10分钟后加入茉莉花，再浸泡2～3分钟之后加入适量冰糖调味即可饮用。

【用法】每日1剂，上午、下午分2次温饮，连续服用3～5天。

【功效】清暑、解毒、明目、凉血、止血、理气开郁、辟秽、和中。

【主治】此茶方可治疗中暑、热病烦渴、赤眼疼痛、结膜炎、痢疾、下痢腹痛、尿少涩痛、血尿等病症。

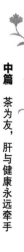

第四节　夏季祛邪茶，平肝化痰肚腹安

　　读者问：我们家乡对端午节非常重视，记得小时候每年的端午都过得很隆重，现在虽然离家远了，但每到端午我妈妈总会叮嘱我要买艾草、戴香囊，说是可以驱邪防病，还说这是老祖宗多少年传下来的，不会有错。吴教授，我想向您请教的是，"驱邪"到底是一个什么概念呀？电影电视剧上不是有那种巫师巫婆做法事驱邪吗，那不是封建迷信吗？为什么说插艾草、戴香囊也能驱邪呢？

　　"驱邪"这个词其实是一个很广泛的概念，"邪"，顾名思义就是邪恶、不正当，表示一种反面的力量。在迷信的说法里，妖魔鬼怪之类都属于"邪"。你说的巫师巫婆做法事所"驱"的就是这种"邪"。

　　中医理论中一般用"祛邪"，民间说法上常用"驱邪"。但是这里的"邪"就不是指的妖魔鬼怪了，而是指引起疾病的各种因素，比如寒邪、风邪。中医古籍《黄帝内经》中就曾提出"正气存内，邪不可干"的观点，这也说明，当时人们已经认识到疾病的发生是外邪侵犯人体所导致的。

大家知道，肝是人体最主要的解毒器官，所以也最容易受到外邪的入侵。比如从中医的角度讲，乙型肝炎的发生是内在因素和外在因素共同作用的结果，外在因素是湿热疫病之邪毒侵入人体，西医叫做乙肝病毒，内在因素则是人体的正气不足，不能抵御外邪入侵。其实不仅仅是肝脏，邪毒久留于体内，会导致气血瘀滞，经络不通，从而引起肝、脾、肾等多个脏器功能失常，所以，为了防病，我们不仅要注意增强自身体质，而且要避免接触各种邪毒。

端午节的许多风俗，包括插艾草、戴香囊、喝雄黄酒、用艾草和香蒲烧的水洗澡，都是为了祛邪，其实就是消毒杀菌，创造一个健康卫生的环境。

你妈妈说的也很对，老祖宗留下的许多风俗都含有很朴素、很实用的科学道理。比如艾草很早就入药了，中医讲它能祛毒除瘟。现代医学研究发现，艾叶中含有桉油精，具有很强的抑制微生物生长和杀灭细菌的作用。这和中医的说法只是表述方式的不同，道理都是一样的。

为什么端午节的风俗大都是针对"祛邪"的呢？这是由于端午节所处的季节决定的。咱们都知道，端午节是农历的5月，也就是公历的6月，正值夏季，细菌繁殖快、蚊蝇滋生，这些都形成了"邪"，所以这些风俗也可以说是养生的良方。

当然，我们还可以用茶饮或者食疗的方式来祛除体内的"邪"，日常的许多食物都有清热祛邪的作用，比如绿豆就是常见的药食同源的食物，有很好的药用价值，中医古籍上称它为"济世之粮谷"。绿豆性味甘凉，中医认为，性甘的食物和药物可以滋养肝脾两脏，对防病保健大有裨益。

　　绿豆汤有清热解毒的功效，夏天大家喜欢饮用绿豆汤来解暑。值得说一下的是，将水煮沸，放入绿豆，盖上锅盖，煮3分钟，这时候的汤是黄绿色澄清透明的，解毒、祛邪效果最好。这种汤里溶解的其实是绿豆皮里所含的物质，所以我们还可以用绿豆皮来泡茶，同样可以达到解毒、祛邪的目的。绿豆皮可以到药店去买，这是一味中药材，也可以到卖豆芽的地方买，长豆芽的过程中会有很多豆皮脱落。

　　藿香也是中医常用来祛邪的药材，藿香正气丸、藿香正气水是非常传统的中药，治疗夏秋季节由于外感风寒、内伤湿滞引起的发热、胸闷、腹胀、吐泻等等许多不适症状都很有效。另外顺便介绍一下，藿香正气水不但可以内服，也可以外用。如果被蚊子叮咬了，用藿香正气水外搽，很快就能消除瘙痒；对湿疹、汗疹、带状疱疹等皮肤问题，用藿香正气水外涂患处，每天3～5次，连用3～5日，也会有很好的效果。

　　作为日常的保养，我们可以用藿香搭配其他中药材泡制茶饮，比如搭配佛手花、半夏曲和绿茶泡制佛手藿夏茶，具体方法下面的方子里有介绍。

夏季祛邪三杯茶

◇ 1. 绿丝曲茶

【原料】绿豆衣（绿豆泡下的皮或绿豆芽脱下的皮）3克，鲜荷叶10克，半夏曲8克，冰糖适量。

【制法】将绿豆衣洗净；将鲜荷叶洗净、切丝；将绿豆衣、半夏曲、荷叶丝一同放入纱布袋中，扎紧口，放入茶杯中，以适量沸水冲泡；浸泡7～8分钟后加适量冰糖即可饮用。

【用法】午饭、晚饭后温饮。

【功效】清热解毒、解暑、除目翳、祛痰止咳、理气除烦、消食化积。

【主治】可治疗夏季暑热引起的毒热内蕴、目花似翳、口干口渴、头晕、咳嗽有痰、烦闷、食积腹胀等病症。

◇ **2. 佛手藿夏茶**

【原料】佛手花1.5克（鲜品5克），藿香2克，半夏曲5克，茶叶1.5克。

【制法】将佛手花、藿香洗净，沥干；将半夏曲打碎；将以上所有茶料装入纱布袋中，扎紧口，放入茶杯，以70～80℃的开水冲泡，加盖浸泡10分钟即可饮用。

【用法】早饭、晚饭后各1次，温饮。

【功效】清热解毒、平肝、化痰、生津止渴、止泻、消食。

【主治】可治疗夏季过度饮食生冷而导致的腹痛、腹泻、腹胀等病症，而且对湿邪之气伤及脾胃具有显著效果。

◇ **3. 梨冬茶**

【原料】麦门冬5克，绿茶3克，蜂蜜3克，雪梨1个。

【制法】将雪梨去皮，切成小块；将雪梨块和麦门冬放入水中煎煮，去渣取汁；以药汁冲泡绿茶，加适量蜂蜜即可饮用。

【用法】代茶饮服，每日1剂。

【功效】清热解毒、滋阴养肝、生津止渴、化痰、消暑。

【主治】可治疗夏季暑热引起的头晕、口干舌燥、咳嗽、体乏无力等病症。

第五节　秋季畅情茶，舒肝通体胸畅达

读者问：吴教授，您前面给我们讲了，每个季节的养生都应该有所侧重。我觉得，每到秋天，情绪就会不太稳定，有时候一个很小的事情就会让自己纠结好久，感觉挺矫情的。我还听说，心理学上就抑郁症专门有一个分类，叫"秋季抑郁症"，真的这么可怕吗？如果从中医的角度讲，这又该怎样解释呢，有什么好的办法来缓解或者预防吗？

古人有个词儿，叫做"悲秋"，说明秋天的时候人们确实容易感到伤悲，这一点早就得到公认。甚至老祖宗造字，就把"愁"造成了"秋"和"心"的组合，吴文英在《唐多令·惜别》中写道："何处合成愁？离人心上秋。"很形象地写出了秋天游子的愁绪。同时，这也说明秋天容易让人情绪不佳这个现象是很普遍的。

关于为什么人们在秋季容易愁悲，现代医学认为秋季天气转冷，阳光照射时间变短，人体内一种叫做"褪黑激素"的物质分泌量增大，而这种"褪黑激素"能够诱导人的睡眠，使人消沉、抑郁，所以秋季人们容易出现情绪郁结等问题。

从中医的角度讲，秋季天气转凉，外界的阴气重了，人体的阳气便容易出现不足，另外，中医认为肺属金，通气于秋，就是所谓"肺气盛于秋"，所以秋天天气干燥，容易伤肺，耗损津液，从而伤及肝脏。肝火旺盛容易使人情绪暴躁，而肝气受制则容易出现情绪低落等情况，生理方面也容易引起气血失调等疾病的发生，比如心慌心悸、失眠等。所以，秋季的养生要注意保护肝脏健康。这一点对女性朋友尤为重要，因为肝脏的健康状况不仅影响到人的整体健康，还会影响到人的容貌，比如肝火旺盛容易引起长痘痘、口疮等问题。

保护肝脏健康首先要养成良好的生活习惯，比如不要经常熬夜、加强体育锻炼过、避免久坐、不过量吸烟喝酒等，在做到这些的基础上，如果感觉自己的问题比较严重，还应该服用一些具有滋润养阴、疏肝通体的药物，而一般的人群则可以饮用一些的疏肝解郁、滋阴降火茶饮来帮助自己调理身体。

具有疏肝理气功能的茶饮方子很多，比较普通和常见的有各种花茶，比如女孩子都喜欢喝玫瑰花茶，认为它可以养颜，确实，在《本草纲目拾遗》中就有记载，说玫瑰花蕾入药具有行气活血的功效；再比如将茉莉花和银耳同煮，放入蜂蜜或冰糖，可以滋润降火、疏肝理气，尤其适合女性秋天养生。当然，还有一些可能是大家不熟悉的，那就是各种具有养血疏肝、和胃理气等功能的中草药搭配而成的茶饮方子，比如香附、白芍、香橼、代代花等中药材都有理气解郁、养肝护肝的功效，泡制茶饮经常服用对身体有很好的调理作用。

按照惯例，我还要给大家介绍几个茶方。大家如果有兴趣的

中篇　茶为友，肝与健康永远牵手

161

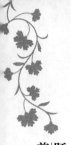

话，可以自己查查相关资料，了解一下所用材料的性质，琢磨一下搭配的方法，知其然以及所以然，就能根据自己的体质和口味来进行选择，还可以自行加减搭配了。

秋季畅情三杯茶

◇1. 白香延茶

【原料】白芍（炒）2克，香附1.5克，枳壳1.5克，延胡索1.5克。

【制法】将以上4味茶料去杂质，洗净，打碎；将打碎的茶料一同装入纱布袋中，扎紧口，放入茶杯中，以适量沸水冲泡；加盖浸泡10分钟后加入适量蜂蜜即可饮用。

【用法】饭后分次温饮，每日1剂。

【功效】疏肝理气、和胃止痛、降逆止呕、消肿、消积。

【主治】主要治疗饮食不节、过食油腻生冷或情志不舒引起的胸胁疼痛、胃脘疼痛、溢酸、呃逆上冲等病症。

◇2. 白佛橼茶

【原料】白芍（炒）3克，佛手片2克，香橼1.5克，蔗糖适量。

【制法】将白芍、佛手、香橼去杂质，洗净，沥干备用；将准备好的茶料放入纱布袋中，扎紧口，放入茶杯中，以适量沸水冲泡；加盖浸泡10分钟后加适量蔗糖即可饮用。

【用法】饭后温饮，每日1剂，连续饮用2~3天。

【功效】养血舒肝、缓中止痛、敛阴收汗、理气、消痰。

【主治】本茶适合素体虚弱者饮用，尤其可治疗脾虚胃弱引起的胃脘痛、感冒等病症。

◇**3. 玳花芝麻茶**

【原料】玳玳花1克，黑芝麻15克。

【制法】将以上2味茶料去杂质，洗净，沥干备用；将准备好的茶料共同研碎，装入纱布袋中，扎紧口，放入茶杯中，以适量沸水冲泡；加盖浸泡15分钟即可饮用。

【用法】早饭、晚饭后分2次温服。

【功效】补肝肾、润五脏、疏肝理气、和胃。

【主治】可治疗脘腹胀痛、胸中痞闷、眩晕、大便干结、妇人乳少、须发早白等病症。

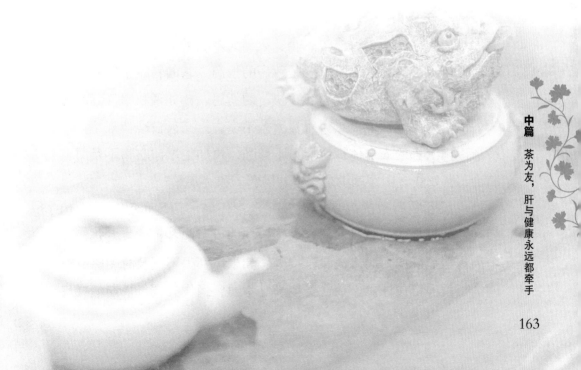

第六节　秋季祛风茶，补肝益肾治头痛

　　读者问：在很多中成药的说明书上，"功效和作用"那一栏里往往会写着"祛风散寒"，吴教授，我觉得这个"散寒"比较好理解，就是疏散寒气呗，但是"祛风"是什么意思呀，在这里，"风"具体是指的什么，我们在哪些季节的养生里要注意"祛风"呢？

　　呵呵，小姑娘倒是挺善于刨根问底的。"祛风"其实是一个中医术语，这里"风"就是指"风邪"，《黄帝内经》中记载："风为百病之长。"可见，风邪为六淫之首。意思是说，风邪是诸多外感因素的先导，寒、暑、湿、燥、火等大多是借助风邪而侵及人体的。通俗点讲的话，"风邪"是致病的根源，它的特点是发病快，之所以叫做"风"，也是形容"快"的意思。比如说秋季气温起伏大，前一天还是秋老虎热得跟夏天差不多，第二天没准就来了一场冷风冷雨。有的人身体抵抗能力不够强，再加上增添衣物不及时，就会感冒发烧，中医就说是中了"风邪"和"寒邪"。

　　"风邪"所致的病症有很多，全身任何部位均可受到风邪的侵袭，如果身体受到风邪的侵入，短期内可引起各种感冒发热，关节肌肉酸痛麻痹，肠胃消化不良等，如果风邪得不到及时驱除，时间久了就停留在体内，致使身体经脉不通，运作失调，长期消耗气血，从而导致各种慢性病的发生。

明白了"风"的概念，"祛风"就好理解了，顾名思义就是把"风邪"从人体内驱赶出去，中医上也有很多经典的祛风验方，很多中药材都有这个功效。这个咱们等会儿再讲，现在先来讲讲什么季节容易受到风邪的侵扰。

在春、夏、秋、冬这四个季节里，由于秋季的总体趋势是天气由热转凉，并且气温起伏较大，多风干燥，所以是风邪最严重的季节，在临床上也很明显，每到秋季，各医院的门诊量往往会明显增加，其中有很大一部分是呼吸系统疾病、心脑血管疾病、胃肠道疾病、风湿与关节疾病的病人，这些从中医的角度讲都是风邪所致。

既然"风邪"会导致各种病症，那么我们就要"祛风"。刚才说过了，中医有很多祛风验方，我们去医院看病时大夫会根据病情不同具体开药，我们在这里还是说说怎样用中药材泡制茶饮，来进行日常的祛风保健作用。

很多中药材的功效都是综合的，在秋季，由于天气干燥，容易引起人体内火上升，所以会导致肺、肝、肾等器官受到伤害，因此，秋季茶饮应选用具有祛风、补肝、益肾功效的材料来制作，比如，用菊花和枸杞子泡茶，可以散风祛热、平肝明目。年轻人看电脑、手机时间长了，眼睛容易疲劳，多喝这个茶很有好处。

我再给大家提供几个茶饮方子，里面涉及的材料就不再具体讲了，大家可以自己查询，也可以参考这些茶方自行搭配。

秋季祛风三杯茶
◇1. 木菊子茶
【原料】木贼草2克，杭白菊2克，枸杞子5克，冰糖适量。

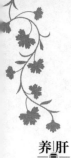

【制法】将前3味茶料去杂质，洗净，沥干备用；将准备好的茶料一同装入纱布袋中，扎紧口，放入茶杯中，以适量沸水冲泡；浸泡7～10分钟后加入适量冰糖即可饮用。

【用法】饭后分次温饮，每日1剂。

【功效】滋补肝肾、止头痛、祛头风、明目。

【主治】本茶方可有效治疗头晕头痛、眼睛干涩、眼花流泪、烦躁乏力等病症。

2. 苑杞子精茶

【原料】枸杞子3克，沙苑子3克，谷精草2.5克，冰糖适量。

【制法】将前3味茶料去杂质，洗净，沥干备用；将准备好的茶料放入茶杯中，以沸水冲泡；浸泡10分钟后加入适量冰糖即可饮用。

【用法】饭后分数次温饮，每日1剂。

【功效】祛风散热、补肝益肾、固精、明目退翳。

【主治】可治疗秋燥伤害肝肾津液引起的头痛、偏头痛、眼干眼花等病症，而且对夜盲症具有一定的预防作用。

◇3. 桑菟丝

【原料】桑叶2克，菟丝子2克，冰糖适量。

【制法】将桑叶、菟丝子去杂质，洗净，沥干；一同揉碎装入纱布袋中，扎紧口，放入茶杯中，以适量沸水冲泡；加盖浸泡20～25分钟，加适量冰糖调味即可饮用。

【用法】代茶温饮。

【功效】补肝肾、益精髓、去风清热、明目、凉血。

【主治】可治疗头痛、咳嗽、腰膝酸痛、消渴、目赤等病症。

第七节　冬季通便茶，滋肝补肾不虚损

　　读者问：每到冬季，我就会听许多女性朋友抱怨，说脸上的色斑、痘痘显得严重了，我们也试着找过原因，很可能是冬天大便比较干结，身体里的毒素不能及时排出造成的。吴教授，您给我们讲讲怎样避免这些问题吧。

　　你说的这个问题确实比较普遍，尤其是老人、女性和一些运动量较少的人群，冬季往往会有大便干结、排便不畅的情况。并且，这种情况所导致的后果不仅仅是你所提到的色斑、痘痘加重，很多人会因此引起口臭、恶心、腹胀等症状，严重的还会引发各种肛肠疾病，甚至增大直肠癌的患病率，所以对这个问题一定不要等闲视之。

　　之所以在冬季大便干结的问题比较严重，外部的原因主要是因为冬季天气干燥，身体内的水分容易流失，如果再加上摄入的肉食类食物较多，水果蔬菜较少的话，就容易形成大便干结；内部的原因就要从个人的体质、身体各器官的功能来说了，一般来讲，女性、老年人等人群肝、肾功能会比较弱，肝气不足会引起肠道干

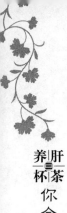

燥；《黄帝内经》认为"肾司二便"，古籍《杂病源流犀烛》也有"大便秘结，肾病也"的说法。肾功能有亏必然影响排便，所以必须从"源头"入手来解决问题。

我曾经接诊过一个习惯性便秘患者，很痛苦，最长的时候十多天不解大便，服用过各种泻药，当时倒也能起到一定的效果，但是过后会更加严重，成了恶性循环。我给他诊断以后发现，这名患者气血双亏，肝、肾、脾都比较虚，盲目服用泻药，虽然一时可以暂时解决问题，但是每次泄过以后，都会使得身体越发虚亏，大便干结的问题也就越来越严重。后来我给他开了一些滋肝补肾、调血补气的中药，吃了一段时间以后症状好多了。

如果作为日常的调理，大家可以用具有解表清热、养血平肝、补肾健脾功效的中草药泡制茶饮，经常服用一些对身体很有益处。在这里给大家介绍一个"滋肝益肾汤"的方子：熟地90克，白术60克，当归30克，肉苁蓉15克，何首乌15克，炒莱菔子15克，炙甘草10克，加适量水煎煮，水开后20分钟就可以了，煎好后将汤汁倒出，再加一些水煎一遍，将第二遍的汤汁和第一遍的混合，当成一天的茶饮，分多次饮用。

如果不方便煎煮茶饮，或者想在办公室随时冲泡一些来饮用的话，还可以选用比较简单的方子，我给大家提供几个以供参考。这几个方子虽然选用材料不多，但都具有很好的滋肝益肾功效，只要坚持经常饮用，也可以起到良好的效果。

冬季通便三杯茶

◇**1. 菊花龙归茶**

【原料】龙眼肉5克，杭菊花1.5克，当归1.5克。

【制法】将杭菊花、龙眼肉洗净沥干；将当归洗净后打成粗末；将所有茶料共同装入纱布袋中，扎紧口，放入茶杯中，以适量沸水冲泡；加盖浸泡10分钟后即可饮用。

【用法】代茶温饮，每日1剂。

【功效】清肝明目、补气血、益心脾、祛头风、安神、补血和血、润燥滑肠。

【主治】可治疗血虚伤阴所致的头痛眼干、烦躁不宁、大便干结等病症。

◇**2. 黑云参花茶**

【原料】黑桑葚10克，淡大云10克，人参花1.5克，蜂蜜适量。

【制法】将前3味茶料洗净，沥干备用；将准备好的茶料一同放入茶杯中，以适量沸水冲泡；浸泡7～8分钟，加入适量蜂蜜调味即可饮用。

【用法】饭后温饮，每日1剂。

【功效】滋肝补肾、润燥通便、提神除烦、明目。

【主治】本茶方可治疗烦躁不宁、眼睛干涩、大便干燥不通、肝肾亏虚等病症。

◇**3. 姜骨杜仲茶**

【原料】片姜黄2克，补骨脂2克，炒杜仲2克，白糖适量。

【制法】将前3味茶料洗净打碎，装入纱布袋中，扎紧口；将茶

袋放入茶杯中，以适量沸水冲泡；加盖浸泡15分钟，加适量白糖即可饮用。

【用法】每日1剂，温饮，连续饮用3～5天，隔7～10日再连续饮用3～5天。

【功效】滋肝补肾、强筋壮骨、止痛、祛风通络。

【主治】本茶方可治疗畏风寒、四肢疼痛、倦怠、腰腿无力等病症。

第八节　冬季散寒茶，保肝健脾筋骨强

读者问：我出生在60年代，那个时候因为爸妈工作忙，经常是外婆照顾我的生活。现在想想，其实我外婆挺懂得养生的。我现在还记得她经常说的一些歌谣，比如"过了九月九，大夫袖了手；萝卜小米饭，病从何处有？"，比如"晚吃萝卜早吃姜，不用大夫开药方"，等等。这两个应该是外婆说的遍数最多的，因为我小时候不喜欢吃萝卜，也不喜欢吃姜，所以她总是用这两个歌谣来教育我。现在我自己也做外婆了，对这两样东西都不排斥了，冬天感冒了或者感觉冷的时候，我还喜欢煮点姜汤喝。但是，我也仅仅知道姜汤可以暖身，更多的道理就讲不出来了。吴教授，您能给我们详细说说吗？

听你这样一说，我都对你外婆充满敬意，其实我们中国传统文化中的很多谚语确实挺有养生意识，这是一种很朴素的中医智慧。

关于小米饭和萝卜的食疗作用，咱们就不多讲了，因为咱们的大主题是"茶方"。但是你刚才提到的生姜还是很值得说一说的，它不仅是常见的调味品，而且具有很多的食疗功效。尤其是在寒冷的冬季，人体内容易积聚寒气，抵抗力下降，容易出现感冒、胃寒

等病症，有些老慢支等患者甚至还容易旧病复发，所以经常吃一些姜，或者饮用姜茶对身体有很多益处，既可以祛风散寒、改善血液循环，又可以抵抗病毒的侵袭。

我国传统的中医很早就认识到生姜的药用价值，《中国药典》《中医大辞典》《中华本草》等中医典籍中都有对它的记载。中医认为，生姜味辛，性微温，归肺、脾、胃经，具有解表散寒、温中止呕、化痰止咳等功效，用于治疗风寒感冒、胃寒呕吐、寒痰咳嗽等症。《本草纲目》讲它可以温中散寒，而且很多治疗风寒的方剂里都用到它，我们平时也经常吃。

冬季天气寒冷，很多人会感到各种不适，过度受寒会给人的身体带来很多问题，引发多种疾病，冻伤、感冒、各种呼吸道疾病，甚至高血压、心脑血管疾病等等，所以在冬季我们一定要注意防寒保暖。关于防寒保暖，从中医的角度讲，还是要从"源头"解决，也就是"散寒"，让寒邪从身体内散发出去，从而达到强身健体的目的。冬季时的感冒一般都是风寒之邪外袭、肺气失宣所致，属于风寒感冒，在感冒初起时用生姜和红糖煎茶，趁热喝，有很好的疗效。这也是民间经常用的方法，很多影视剧等文学作品里也经常有"喝碗姜汤吧"或者"吃碗姜丝面条吧"这样的情节，大家应该都很熟悉。

咱们之所以反复强调"散寒驱寒"，是因为中医认为"寒是万病之源"。作为冬季和初春的主气，寒，具有阴冷、凝结、阻滞的特性，在气温较低或气温骤降的情况下，容易形成寒邪而致病。中医很强调五脏六腑之间的联系，其实脾和肝的关系同样非常密切。中医认为，在消化方面肝主疏泄，可分泌胆汁，可以促使胰分泌胰液，这些消化液可以帮助脾胃对饮食物进行消化；同时，在血液方面，脾主生血统血，肝主藏血，肝血充足，则疏泄正常，才能根据人体生理活动的需要来调节血液，从而供应全身的能量所需。

寒属于阴邪，易伤阳气。阳气是各器官的能量来源，阳气受损就容易造成人体气机凝滞郁结，产生各种疾病。在五脏之中，当寒气入侵时，首先会对肝脏正常的生理活动造成干扰。我们在前面讲过五脏相关理论，了解了肝和脾的关系比较密切，当肝脏的生理活动受阻，势必会影响到其他脏器，其中最明显的是脾。所以说，在天气寒冷时，适量地喝一些驱寒茶，就可以起到保肝健脾的作用，从而使身体少生病、不生病。

但需要注意的是，鲜姜并不适合所有的人群，阴虚体质的人就不适合吃生姜。所谓阴虚体质，就是燥热体质，表现是手心、脚心发热，容易口干，皮肤干燥等。中医是非常博大精深的，我给大家讲的仅仅是一些粗浅的常识，但是我希望能因此提高大家对中医的兴趣，关注养生，善待自己。为方便读者朋友保肝健脾，下面提供几款散寒保肝茶方。

驱寒保肝三杯茶

◇1. 姜桂桑寄茶

【原料】鲜姜2克，桑寄生5克，桂枝1克。

【制法】将鲜姜洗净，去皮，切成薄姜片；将桑寄生、桂枝去杂质，洗净打碎；装入纱布袋中，扎紧口；将药袋放入茶杯，以适量沸水冲泡；加盖浸泡10分钟后加入鲜姜，继续浸泡2～3分钟后即可饮用。

【用法】每日1剂，早饭、晚饭后温饮。

【功效】补肝肾、强筋骨、解表发汗、温中和胃、通经络、祛风湿。

【主治】本茶方可治疗四肢关节痛、胃脘冷痛或受风寒后身冷无汗等病症。

◇2．参山桂枣茶

【原料】党参3克，生山药3克，肉桂0.3克，大枣2～3枚。

【制法】将前3味茶料去杂质，洗净，打碎后装入纱布袋中，扎紧口；将大枣去核；将纱布袋和大枣一同放入茶杯中，以适量沸水冲泡；加盖浸泡15分钟即可饮用。

【用法】饭后温饮，每日1剂。

【功效】滋补肝肾、健脾、温中散寒、通经脉、强筋骨、健腰腿。

【主治】此茶方可治疗腰腿冷痛、倦态无力、腹中冷痛、恶风寒等病症。

◇3．诃脂仙灵茶

【原料】诃子肉2.5克，补骨脂2克，仙灵脾2克，白糖适量。

【制法】将前3味茶料去杂质，洗净，打碎备用；将准备好的茶料共同放入纱布袋中，扎紧口，放入茶杯；以适量沸水冲泡，加盖浸泡15分钟，加适量白糖调味即可饮用。

【用法】饭后温服，每日1剂，连续服用5～7日，间隔2～3周继续饮用。

【功效】滋肝补肾、健脾止泻、强筋壮骨。

【主治】可治疗肝肾亏虚所致的腰腿酸软无力、畏冷、小腹冷痛、气虚便难等病症。

第七章　对号入座来养肝，男女老少皆茶仙
——不同人群养肝茶饮法

第一节　男人肝不毒——杜仲叶绿茶让你"肝"劲十足

　　读者问：俗话说："男怕伤肝"，肝对男人很重要。男人闯社会，养家的压力大，喝酒应酬多了，积累下来伤肝的毒素。伤不起，伤不起，男人的肝伤不起。吴教授，肝伤了有哪些症状出现？伤"肝"的男人又该如何排出毒素，保护肝呢？

　　为什么男人怕伤肝？这是中医的说法，古代养生名医早就认识到肝对男人的重要。《黄帝内经》里记载："肝主藏魂"，肝不好，一个男人魂儿都没有了，怎么能够打起精神来呢？

　　古代和现代生活的许多道理是相通的。古时候是农业社会，男人是出力气来养家糊口的，我们看男这个字，上田下力，就是古代的男人大多都是在田地里出力气干活。男人出力气讨生活。俗话

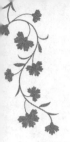

说："男人以气为主"，力气消耗的太多了，肝就会很疲惫。

现代社会男人的肝很累，男人在外面工作，面对的压力和挑战也是越来越大，工作压力大，应酬多，回到家呢还要照顾家里的老婆孩子，时间长了，男人感觉"气血"不够用了，那就是肝疲惫了，需要休息保养了。有的男人，经常因为一点儿小事情就发脾气，怒火冲天，怒伤肝。还有相反的情况，"男儿有泪不轻弹"，但是男人在外面承受很大的压力，却不能发泄出来，"气"憋在身子里，《黄帝内经·素问·举痛篇》所说的"百病生于气"。时间长了，男人哪有不伤肝的道理呢？

另外，男人在生意上、工作中日常应酬比较多，中国又有"无酒不成席"的传统，中医认为，酒是火热的东西，最易伤肝。喝酒过量很容易伤肝，慢慢就会形成脂肪肝，甚至肝癌都会找上你。所以啊在生活中，男人应当学着调节和化解生活中"气"，既不能大发雷霆地疏泄肝气，也不能把"气"憋在身子里，少喝酒，就是帮着肝来解毒。

那么，如果肝有毒受损，我们通过什么情况来判断出来呢？

第一，伤肝的男人常常感觉疲倦乏力，打不起精神来。第二，伤肝的男人爱发脾气。为什么？肝主疏泄，肝不能疏泄，发脾气是肝气不能顺畅运行造成的。肝的血气受伤，血气不畅通，又怎能够涵养性情呢？第三，肝受伤还会出现头昏脑胀、食欲不振、打嗝、小便增多、阳痿等症状。肝脏对男人太重要了，要想"肝不毒"，我推荐大家喝杜仲绿茶。

有人问，杜仲不是补肾的药材吗？平常所说的杜仲是杜仲树的干燥树皮，它却是补肾的名贵药材。杜仲浑身都是宝，这里用的是杜仲树的叶子，杜仲不仅可以补肾，也是强肝的良药。据古代本草著作记载："杜仲，能入肝补肾，补中益精气，坚筋骨，强志，治肾虚腰痛，久服轻身耐老。"在性味归经上，杜仲性温，入肝、肾经。可以说，杜仲入药已有2000多年的历史，可谓老资格了。那么，我们经常饮用杜仲茶有什么好处呢？其实"久服轻身耐老"这句话就说明了问题所在，一方面是有病治病，另一方面无病可以日常保健，所以说常喝杜仲叶茶，可以起到补肝肾、强身体的功效。

杜仲叶茶的冲泡方法是很简单的， 取杜仲叶10克，绿茶3克。将杜仲叶和绿茶放入杯中，用开水冲泡，便可以饮用了，每天喝一杯，可以起到补肝肾、强筋骨的功效。此外，杜仲绿茶也可以治疗因为高血压引发的眩晕。

马上动手泡一杯杜仲绿茶吧，给男人疲惫的肝加油。此外，我还有三杯强肝排毒茶推荐给伤"肝"的男人们。

男人养肝三杯茶

◇1. 梅竹赤豆茶

【原料】乌梅10克，竹叶10克，赤小豆20克。

【制法】将以上茶料洗净，加水共同煎汤，大火煮沸3分钟后，调小火继续煮30分钟，去渣取汁即可饮用。

【用法】代茶饮服。

【功效】清肝热、利湿、固精。

【主治】可治疗肝经湿热所致的早泄、口苦胁痛、阴囊湿痒、小便赤黄等病症。

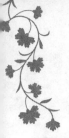

◇**2. 佛手栀子茶**

【原料】佛手50克，栀子花30克。

【制法】将佛手、栀子花洗净，将佛手切成片；将2味茶料放入锅中，加水煎煮，去渣取汁即可饮用。

【用法】代茶饮服，分数次饮完。

【功效】疏肝解郁、调理气机。

【主治】本茶方可治疗肝气郁结型阳痿、急躁易怒、胸胁痞闷等病症。

◇**3. 白梅玫瑰茶**

【原料】白梅10克，玫瑰花10克。

【制法】将白梅、玫瑰花洗净，放入茶杯中，以开水冲泡即可饮用。

【用法】代茶饮服。

【功效】疏肝理气、解郁。

【主治】本茶可治疗肝气郁结型阳痿、精神郁闷、嗳气吐酸等病症。

第二节　女人肝不郁
——月季花茶疏肝理气，让你像月季一样娇艳

读者问：女人都想要有娇美俏丽的容颜，好的容颜是气血滋养的。肝是气血的仓库，肝气不畅、气色不好，怎么会有好容颜呢？所以说，女人爱美，更要爱肝。请吴教授给爱美的女人讲讲，疏肝理气和美颜的小秘密。

我告诉那些爱美的女士，想要美颜先护肝，疏肝理气之后，你会发现自己娇艳得就像是一朵玫瑰花。那么，为什么疏肝理气可以美颜呢？

在回答这个问题之前，我们先来探讨下年轻人朝气蓬勃、漂亮英俊的原因。一般来说，年轻人气血充足就会活力旺盛。同样，气血充足的女人，也会显得格外娇媚，有女人味儿。中医这么描述女人和气血的关系，说"女子以血为本"，气血足，容貌娇艳，自然就美丽动人，吸引男人的目光。皮肤不再细腻顺滑，容颜衰老，这都是气血不足的表现，所以女人要养肝护肝。

有的女人脾气不好，男人说她们患上"公主病"。其实，爱发

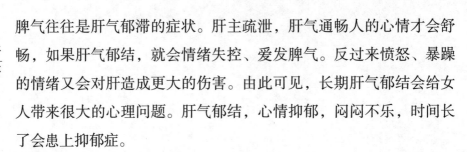

脾气往往是肝气郁滞的症状。肝主疏泄，肝气通畅人的心情才会舒畅，如果肝气郁结，就会情绪失控、爱发脾气。反过来愤怒、暴躁的情绪又会对肝造成更大的伤害。由此可见，长期肝气郁结会给女人带来很大的心理问题。肝气郁结，心情抑郁，闷闷不乐，时间长了会患上抑郁症。

有人将那些终日闷闷不乐、喜怒无常的女人叫做"郁"美人。说到"郁"美人，不得不提《红楼梦》里多愁多病的林黛玉，林黛玉的终日忧愁伤感、体弱多病，因长期情志抑郁不舒，很可能是肝气郁结引起的（尽管有人说是肺病，但与肝的关系不容忽视）。最后的结局十分悲惨，这是大家都知道的事情。

那么，我们应该如何疏通肝气，不做"郁"美人呢？

想要疏理肝气美颜的女士可以经常喝茶来调理。比如月季花药茶就很不错。《本草纲目》认为，月季花味甘、性温，入肝经，有三大功效是活血、消肿和解毒。女性常用月季花瓣冲泡当茶饮，有活血美容的作用，能使人青春长驻。具体制作方法是：取月季花15克，洗净后放入锅中，加水用大火煎至沸腾，10分钟后取出汁液，每天喝一杯，可以活血通经、疏肝理气，还可以治疗因气滞血瘀、肝气不舒、气血失调、经脉瘀阻不畅引起的月经不调、胸腹疼痛、食欲缺乏甚或恶心、呕吐等症。

月季花药茶还有排肝毒的功效。女人要"肝"净，脸上才会干净。肝是排毒工厂，每天要清理身体里的毒素，就像河道清洁工一样，净化体内的血液河流。如果肝出问题了，毒素积累在身体里越来越多，就像是每天的垃圾没人清理了，你就会发现空气也被污染了，苍蝇蚊子就滋生出来。同样，毒素积在血液，慢慢脸上就会有痘痘、粉刺和黄褐斑冒出来了。

爱美的女性，马上去喝一杯疏肝理气、解肝排毒的月季花茶吧！

下面有三款适合肝气郁结的女性来调养身体的健康茶。

疏肝理气三杯茶

◇1. 山萸玫瑰花茶

【原料】山茱萸2克，玫瑰花2克。

【制法】将以上2味茶料洗净，沥干，共同研成粗末备用；将准备好的茶末装入纱布袋中，扎紧口，放入茶杯，以适量沸水冲泡；加盖浸泡15～20分钟后即可饮用。

【用法】代茶饮服。

【功效】补肝肾、涩精气、和血散瘀、理气解郁。

【主治】本茶方可治疗月经不调、肝胃气痛、腰腿酸痛、眩晕耳鸣等病症，而且可有效祛除脸上的黄褐斑。

◇2. 海带佛手茶

【原料】海带60克，佛手10克，豆浆300克。

【制法】将海带、佛手洗净，加水煎煮30分钟；加入豆浆再煮30分钟，去渣取汁即可饮用。

【用法】代茶饮服，每日1剂，连续饮用5天。

【功效】疏肝解郁、行气散结、通乳。

【主治】本茶方可治疗产后肝气不舒引起的乳汁不行，胸胁、乳房胀痛，情志抑郁、食欲缺乏等病症。

◇3. 玫杞莲心茶

【原料】玫瑰花1.5克，枸杞子3克，莲心1克。

【制法】将以上3味茶料洗净、沥干备用；将准备好的茶料装入纱布袋中，扎紧口，放入茶杯，以适量沸水冲泡；加盖浸泡20～25分钟即可饮用。

【用法】代茶饮服。

【功效】理气解郁、和血散瘀，补肝肾、明目、养肝滋肾、静心安神。

【主治】可治疗腰酸腿痛、心烦口渴、月经不调、肝胃气痛、眼睛涩痛等病症。

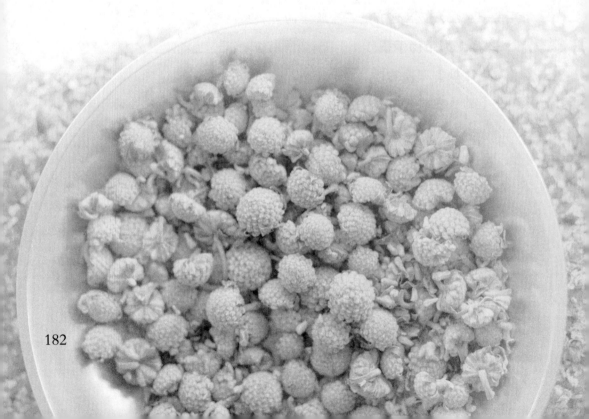

第三节　老人肝不老——八仙茶让老人寿如神仙

读者问：新闻上说咱们国家已经一脚迈进老龄化时代了。时间都去哪了？有人戏称，时间都变成身边早起晨练的老头儿和老太太们了。生活越来越好，老年人越来越注重养生保健。人到老年，身体会衰老，五脏六腑都会衰老。今天，希望吴教授给我们讲一讲"肝不老"的秘诀。

很抱歉地直言，我虽然赞成您的理念，但对您刚才问如何才能做到肝不老，我的答案是不可能！没有人可以做到肝不老。我们都知道，衰老是自然规律，无论我们现在多么年轻，哪怕是一个刚刚学会走路的小孩子，都会一天天变老的。这是任谁也阻挡不了的。所以你问的这个问题，我要纠正一下：肝不老是不可能的，而让肝延缓衰老则是可以做到的，所以，我们能做的是通过健身、饮食和喝茶等方式来延缓衰老。所谓的肝不老，其本质上应该是人类一种美好的心愿。

人生到处充满无奈。随着年龄的增长，老年朋友们是否有这样的感受——有时候觉得自己的身体不听使唤？其实这就是衰老的信

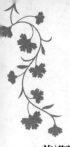

号。为什么老年人要注重日常生活中的保健和养生？正是因为人老了，身上的"零件"老化了，如果不保养，则可能很快车毁人亡。俗话说："身体是革命的本钱"，一个人一旦到了老年，"革命事业"就不要再想了。每个年龄有每个年龄要做的事情，老年人就是要保养身体，安享晚年。所以我经常在讲座中告诫老年朋友们——身体才是幸福晚年生活的保障。

为了延长生命，养肝护肝必不可少。中医认为肝藏血，人到老年，肝藏血量会相应减少。据科学研究数据表明，一个60岁的人肝内的血液流量比20岁时减少了一半还要多。如果把肝比作机器，则血为汽油，汽油少了，动力也就相应变得虚弱无力了。所以，我们应该养好肝，促进肝藏血的功能，从而延缓衰老，延长寿命。

那么，我们应该如何才能有效延缓肝衰老呢？我们老祖先给的答案是一款八仙茶。顾名思义，常饮这款茶，可以让老年人的身体轻健如神仙。

为什么叫八仙茶呢？人们大家都知道八仙过海的故事，老年人都希望自己像八位仙人一样，长生不老、逍遥自在。这当然是一个美好吉祥的传说，不过，我们这里的八仙是八种食材，把它们聚在一起，虽然没有长生不老的效果，老人喝了它却可以益肝补肾，安享晚年。

八仙茶中的"八仙"是粳米、黄粟米、黄豆、绿豆、赤小豆、小茴香、绿茶和芝麻。中医说"青色入肝经"，而且在五行之中，肝对应为木，所以绿色食物能有益肝气循环代谢，还能消除疲劳、舒缓肝郁，所以这第一仙是绿豆。绿豆味甘性寒，入心、胃经，有清热解毒的功效，缓解肝脏的排毒负担，能起到养肝护肝的作用。

第二仙是大豆，就是我们平常说的黄豆。黄豆性味甘、平，入脾、大肠经，有健脾宽中、润燥消水的功效。第三仙是赤小豆，就是我们熟知的红豆，红豆味甘、酸，性平，归心、小肠经，有和绿豆一样的解毒功效。上面的三位"豆仙"都具有清热解毒、生津润燥的功效，对老年人肝脏修复都是非常有益的。

八仙中还有"粳米仙"和"黄粟米仙"，粳米就是大米，黄粟米就是北方人说的小米。粳米性味甘、平。《本草求真》中说它："入脾、胃经。"有补中益气、健脾和胃、除烦渴、止泻痢的功效。《本草经疏》："粳米即人所常食米，为五谷之长，人相赖以为命者也。其味甘而淡，其性平而无毒，虽专主脾胃，而五脏生气，血脉精髓，因之以充溢，周身筋骨肌肉皮肤，因之而强健。"粳米虽然是专补脾胃的，可也是五脏需要的。黄粟米性味甘咸，凉。《本草求真》中说："专入肾，兼入脾、胃。"虽然不入肝经，但是它有解烦闷的功效，是八仙中的"快乐仙"。

还有三仙是绿茶、小茴香和芝麻。茶入人心、脾、肺、肝、肾五经，有解毒功效；小茴香性味辛、温，归肝、肾、脾、胃经，小茴香可以起到疏理肝气的作用；芝麻性味甘、平，归肝、肾、大肠经，常吃芝麻可以补肝肾和益精血。我们把这八仙聚在一起就可以做八仙茶了。

具体的用法是：取粳米、黄粟米、黄豆、绿豆、赤小豆（以上五味炒香）各75克，小茴香150克，炒白盐30克，干姜30克，绿茶50克，芝麻38克，茶椒7克。将以上茶料研制成细末，加适量麦面烧黄熟，放入瓷罐中储存。每次取3匙，可以加入适量胡桃仁、松子仁、白砂糖，每天用适量沸水冲泡饮用。八仙茶不仅可以益肝补肾，还

有消热解毒、消暑除烦的功效。

喝了八仙茶，能够使肝脏延缓衰老，延长寿命，让老人每天快乐似神仙。此外，想养肝的老年朋友，还可以尝试下面三种养肝茶。

护肝延寿三杯茶

◇**1. 五福茶**

【原料】熟地黄9克，当归9克，人参6克，白术6克，生姜3片，大枣2枚。

【制法】将以上茶料研制成粗末，放入茶杯中，以适量沸水冲泡。

【用法】每日1剂。

【功效】养肝补血、滋阴、补精益髓等功效。

【主治】本茶方可治疗中老年气血亏虚病症，长期饮用具有延年益寿、养生保健等作用。

◇**2. 萱草合欢茶**

【原料】萱草30克，合欢花10克，蜂蜜适量。

【制法】将萱草、合欢花洗净，放入锅中加水煎汤；煎煮半小时后去渣取汁，加入适量蜂蜜再煮几沸，晾温后即可饮用。

【用法】每日1剂，睡前饮用。

【功效】疏肝解郁、除烦安神、益智等功效。

【主治】本茶方可治疗老年痴呆、情绪郁闷、健忘失眠、饮食不香等病症。

◇**3. 枸杞麦冬茶**

【原料】枸杞子15克，麦冬15克。

【制法】将枸杞子、麦冬洗净，放入锅中，加水煎汤；煎煮15分钟后去渣取汁。

【用法】每日1剂，连续服用15天。

【功效】养阴清热、滋补肝肾。

【主治】本茶方可治疗肝肾阴虚所致口干口渴、头晕目眩、腰膝酸软、半身不遂、中风后遗症等病症。

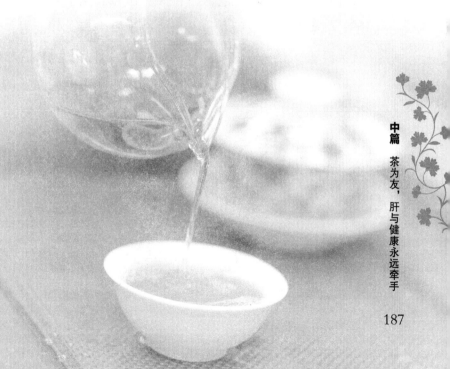

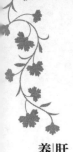

第四节　中年肝不疲——五味茶让你尽享人生好滋味

　　读者问：中医学有"青年养肾，中年养肝，老年养胃"一说。为什么人到中年，养肝护肝很重要呢？吴教授，关于中年人养肝护肝，您又有哪些独到的妙招呢？

　　俗话说："人到中年一枝花。"中年正是事业有成、意气风发的时候，所以很多成功人士都是中年人。这个时候，一方面人到中年，事业上小有成就，也有一个小家庭。有工作能力，也积累丰富社会经验，是一生中的"黄金时期"。另外，中年人在"日进斗金"的同时，也会经常感到疲惫不堪？我想问问在座的中年朋友，你们是不是有时候感觉身体疲倦、没食欲、肚子发胀，腰疼的情况？如果你有这些情况，要注意了，这是肝在给你警告，它累了。

　　中年人随着琐事的增多，很容易烦躁易怒。而怒气最伤肝，中医学认为，肝气郁结不顺而伤肝。中年男人要注意不可乱发脾气啊！先贤中有言："得之坦然，失之淡然。"就让很多事情顺其自然吧。你要知道，每一次生气发脾气，都是对肝的莫大损伤！

　　我说的这些，都是中年人常见的情况。这都是"肝疲"的表

188

现。为什么人到中年，要养肝护肝？原因就在这里。有一种说法是"人到中年天过午"，人到中年，就像是过了正午。太阳都偏斜了，身体的机能也是在走下坡路了。最突出的表现就是肝的疲惫和衰老。

中年人要"肝"的地方和事情是太多了。首先来说，中年人工作繁忙，很容易过度疲劳，劳累最是伤肝。人到中年，各种生活和工作中的应酬比年轻时候只多不少。中年人在酒桌上应酬多，中国人讲究在酒桌上谈生意，为了事业，只能喝喝喝。中年人交际广，"人逢知己千杯少"，真的"千杯"下了肚子，你考虑肝这个"知己"的感受了吗？

蒸蒸日上的事业，繁忙的工作，生意场和朋友间的酒席应酬，不知不觉之中身体发福。这些都是压在"肝"上面的大山，你说它怎么会不疲惫呢？

人到中年，千万小心"肝"。中年人要养肝，给肝减压。可以喝五味子保肝茶。为什么叫做五味子呢？《新修本草》载："五味皮肉甘酸，核中辛苦，都有咸味。"统计来说，它一共有甘、酸、辛、苦、咸五味，因此得名为五味子。

五味子药用价值极高，同时也可以作为茶饮食材，具有强身健体之效，是补肝的良药。

那么，如何泡制五味子保肝茶呢？取五味子3克，将五味子研制成细末，放入茶杯中，以沸水冲泡。代茶饮服，每日2～3次。不仅可以保肝养肝，还可以预防传染性肝炎。

除了茶饮，中年人养肝还要养成良好的生活习惯。中年人养肝要做到三不要——不要晚睡熬夜，不要过度饮酒，不要随便发脾

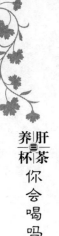

气。熬夜最是伤"肝"，晚上11点钟到凌晨3点钟是肝排毒休息的时候，如果肝得不到休息，整个人就会疲惫不堪。如果身体透支过度，早衰早亡都是有可能的。所以，不管工作多忙，都尽量不要熬夜。

人到中年，每天保持健康的生活习惯，再给自己泡一杯五味子保肝茶。每天三杯茶，还你一个健康的肝，让你享受人生好滋味。除此之外，中年朋友还可尝试下面三杯养肝茶。

中年养肝三杯茶

◇1. 青皮柿蒂茶

【原料】青皮1.5克，柿蒂2个，冰糖少许。

【制法】将青皮、柿蒂洗净，沥干，打成粗末备用；将准备好的茶料放入纱布袋，扎紧口，放入茶杯中；以适量沸水冲泡，加盖浸泡25～30分钟即可饮用。

【用法】代茶饮用，午饭、晚饭后温饮。

【功效】舒肝破气、散结消痰、降逆气。

【主治】本茶方可治疗胸胁胃脘疼痛、肝气郁结、食积、呃逆不止等病症。

◇2. 红玫花茶

【原料】草红花0.5克，玫瑰花2克，炒杜仲5克。

【制法】将以上3味茶料洗净，沥干备用；将炒杜仲研制成粗末，同草红花、玫瑰花一同放入纱布袋中，扎紧口，放入茶杯，以适量沸水冲泡；加盖浸泡20～30分钟后即可饮用。

【用法】分数次代茶温饮。

【功效】和血散瘀、理气解郁、补肝肾、止痛、强筋骨。

【主治】可治疗四肢强痛、腰膝骨痛、肝胃气痛、瘀血作痛等病症。

◇**3. 菊杞首乌茶**

【原料】杭菊花15克，枸杞子25克，黑芝麻25克，首乌25克。

【制法】将以上4味茶料放入锅中，加水煎煮，去渣取汁即可饮用。

【用法】代茶饮服，每日1剂。

【功效】滋阴补肝、清热明目。

【主治】本茶方可治疗肝肾精血不足、头晕、眼花等病症。

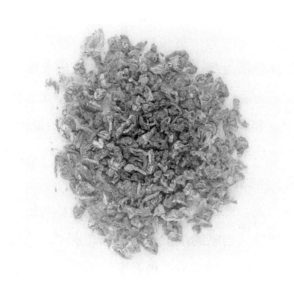

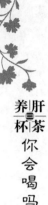

第五节　青少肝不狂——龙胆解郁茶清肝泻火定心神

　　读者问：人们把经常在网上抨击社会不公平现象，容易激动、发脾气的年轻人叫做"愤青"。在现实社会中，青少年是性情中人，容易冲动，定力不够。还有的青年人火气大，动不动就情绪失控。吴教授，我们已经知道怒气伤肝，对爱发脾气的青少年，您有哪些养肝护肝的好茶方给他们呢?

　　青少年就像是早晨八、九点钟的太阳，充满着朝气。青少年时期，体壮神全，充足的气血给青年朋友带来用不完的精力和活力。青少年气血足，精力旺盛，这是好事。但是老子说："祸兮福之所倚，福兮祸之所伏"，福祸相依的道理大家都懂得。阳气壮，也就很容易火气大，所以青少年很容易肝火大。

　　有的青少年说，肝火大，自己没有感觉啊！我给大家讲一个真实的故事。明明是邻居家的小孩，今年快九岁了。他妈妈最近和我说他，年纪不大，脾气可不小。稍有事情不顺心意，就大吵大闹。这不，看到其他小朋友的新玩具，他吵闹着也要让妈妈给自己买一个。还动不动就哭、厌食，晚上睡觉也不踏实。她妈妈问我明明是不是生病了？我说，明明爱发脾气、厌食，就是肝火旺造成的。

青少年，正是小孩发育最快的时候。中医上叫"纯阳之体"。常常是脾胃发育不足，消化功能弱。但是肝阳足，肝气旺。肝气太旺了，就成了肝火，于是导致脾气更加虚弱。除了厌食，还有任性、爱发脾气、狂躁、睡眠不好等健康问题。

20多岁的青年也往往如此。一个小伙子曾向我诉苦，他说："最近跟媳妇没法过了，她整天不明不白地发脾气，我们已经吵过几场架了！"我当时听了，就劝他："小青年肝火旺，要注意收敛自己。虽然你工作忙得跟机器人似的，但后院可不能起火啊！你要多体谅体谅她。"小夫妻闹别扭，表面看是一场家庭风波，其实从中医角度分析则明显是肝火上冲的典型症状。正是这个原因，青少年总是肝火大，狂躁不安、愤怒不平。严重者会出现口干舌燥、脸红目赤、头痛头晕、眼睛干痛等症状。

中医认为，肝火一旺，则身体内的阴阳平衡就被打破了，出现健康问题也就不稀奇了。怎么办？我推荐龙胆解郁茶，可以有效泻肝火、定心神。

龙胆解郁茶，其实就是将龙胆草和茶叶一起煎汤。为什么龙胆茶可以去肝火？据本草经书记载，其性味苦，涩，大寒，无毒。主治骨间寒热、惊病邪气，继绝伤，定五脏，杀虫毒。龙胆草归肝、胆经，有清热燥湿，泻肝胆火的功效。

那么，龙胆解郁茶具体怎么做呢？取龙胆草15克，茶叶5克，将龙胆草、茶叶洗净，放入锅中，加水煎汤饮用，随后就可以当茶饮。除了清肝泻火之外，龙胆草还有安神解郁的功效。有的孩子有多动症，喝这茶还可治疗喜动、妄言乱语等病症。

正在长身体的少年，和身体壮盛青年人来说，去肝火是一方面，还要懂得养护身体和肝。有位大学者说："年轻人有的是健康，因而他也就浪费健康，等到觉得健康值得宝贵的时候，那犹如已经把钱输掉了的败家子，已经失掉健康了。"说的很好，不要因为年轻就糟蹋身体。

除了喝龙胆解郁茶去肝火，还可以喝下面的三杯茶。

清肝泻火三杯茶

◇1. 合欢花药茶

【原料】合欢花9～15克。

【制法】将合欢花洗净，放入茶杯中，以适量沸水冲泡即可饮用。

【用法】代茶饮服。

【功效】平肝舒郁、理气、安神。

【主治】本茶方可治疗胸胁滞满、忧郁不解、失眠健忘等病症。

◇2. 决明菊花茶

【原料】决明子10克，菊花10克。

【制法】将决明子打碎，同菊花一起放入茶杯中，以适量沸水冲泡，浸泡片刻即可饮用。

【用法】代茶饮服。

【功效】清肝泻火、凉血、止血。

【主治】本茶方可治疗肝火上逆引起的鼻出血，头痛头晕、口干口苦、面红目赤、急躁易怒等病症。

◇**3. 厚朴佛手茶**

【原料】厚朴花6克，佛手片12克。

【制法】将厚朴花、佛手一同放入茶杯中，以沸水冲泡，加盖浸泡10分钟即可饮用。

【用法】代茶饮服，连续饮用2～4周。

【功效】疏肝解郁、降逆理气。

【主治】本茶方可治疗肝气郁结、情志不畅、痰气互结所致的梅核气等病症。

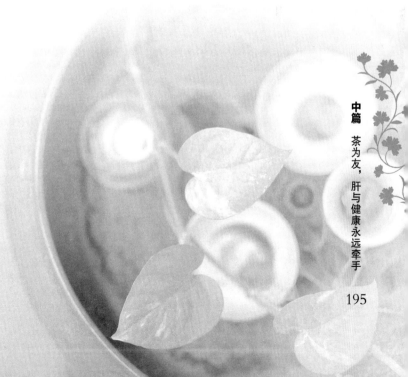

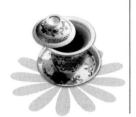

下 篇

茶为药，肝病离你十万八千里

第八章　每天三杯茶，加固肝脏"防火墙"

第一节　玉灵膏茶为肝保驾护航

　　读者问：肝脏在五脏六腑当中，是比较容易出问题的，因为它与人体的"情志"有很大联系。您想呀，人活这一辈子，每个阶段都有每个阶段的烦恼。性格乐观的还好，要是心眼窄点儿，可不就得老是给肝脏添堵吗？吴教授，有没有什么茶饮，能长期喝的，具有滋养肝脏功效的，来给我们易受伤害的肝脏"保驾护航"？

　　我国传统中医认为，肝脏的主要功能是疏泄。这里说的"疏泄"包括两方面，既指食物上的疏泄，又指情志上的疏泄。我们知道，人们吃的食物需要通过消化和转化，其营养才能够被身体吸收，然后将废物排出体外。同样，烦闷、抑郁、愤怒等不良情绪也

198

存在转化、排解的问题，这都需要肝脏的疏泄功能起调节作用。有一句老话说得好，"喜怒不节，则伤脏"。从现代医学的角度来解释，就是因为人生气时，身体会分泌一种叫"儿茶酚胺"的物质，这种物质会使血糖升高，并导致血液和肝细胞内的毒素相应增加，从而会使肝脏受到伤害。现实生活中，我们也经常遇到因为情绪而导致肝脏出现问题的病例。

心理上的问题我们很难在短时间内讨论清楚，尤其是一些性格偏内向、容易生闷气的朋友，也不是几句简单的开导就能一劳永逸的。我建议大家平时多看些有关的书籍，毕竟很多心结需要自己去打开。好了，这方面的问题咱们不多说了，还是言归正传，说说茶饮。我在这里给大家推荐一款能为肝脏"保驾护航"的茶饮——玉灵膏茶。

玉灵膏茶所用的材料平时经常用到，制作的做法也相当简单。其具体配制方法是，取龙眼干30克，西洋参10克，枸杞子5克；将以上3味茶料洗净，放入杯中，用沸水冲泡，加盖焖置15～20分钟，稍凉后加入蜂蜜或者白糖调味，即可饮用。咱们说的这是一天的用量，可以反复冲泡，适合少量、多次饮用，泡后的龙眼肉和西洋参也不要浪费，可以吃掉。

在调味时，最好选用蜂蜜，因为以蜂蜜治病已有数千年的历史了，它不仅仅能起到调味的作用，而且具有滋养作用，尤其对肝脏大有裨益。比如，现代医学研究发现，蜂蜜中含有葡萄糖和果糖，这些物质可增强肝脏的解毒功能和肝细胞的再生及修复能力，以达到保护肝脏的目的。所以，患慢性肝炎的病人可以用蜂

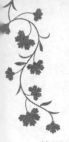

蜜进行辅助治疗。

玉灵膏这个茶饮方子最早出自清代中医名家王孟英的《随息居饮食谱》，尤其适用于女性朋友，以及中医诊断为血虚的患者。当然，具有滋养肝脏功效的茶饮还有很多，下面我再介绍几个，大家可以根据自己的实际情况选用。

保肝护航三杯茶

◇1. 山楂化脂茶

【原料】山楂30克，麦芽30克，茶叶5克，荷叶6克。

【制法】将山楂、麦芽洗净，放入锅中，加水煎煮30分钟；将茶叶、洗净的荷叶放入锅中，继续煮10分钟，倒出药汁备用，将药渣加水，继续煎煮，去渣取汁；将两次的药液混合均匀。

【用法】代茶饮用，每日1剂，当日饮完。

【功效】平肝降压、消脂护肝。

【主治】脂肪肝、肥胖症、高血脂、高血压等。

◇2. 枸杞子香菇茶

【原料】枸杞子10克，香菇（干品）5个。

【制法】将香菇洗净，沥干，切成细丝；将香菇与枸杞子一同放入杯中，以适量沸水冲泡，加盖焖置15分钟。

【用法】代茶饮用，每日1剂，可回冲3～5次，当日饮完，最后将枸杞子吃掉。

【功效】降脂护肝、益气补虚。

【主治】各类型脂肪肝。

◇**3. 橘皮罗卜茶**

【原料】鲜橘皮50克，白萝卜60克。

【制法】将白萝卜放入清水，浸泡片刻后洗净外皮，用温水冲洗并带皮切成丁块状；将橘皮洗净切丝，与白萝卜一同放入打碎机中，榨取汁液。

【用法】代茶饮用，每日1剂，当日饮完。

【功效】消脂护肝、顺气消食。

【主治】各类型脂肪肝。

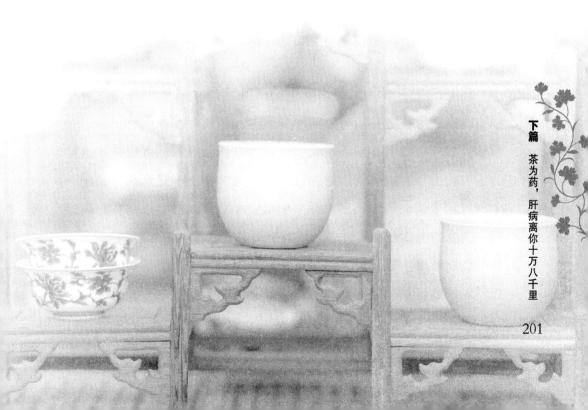

第二节　清肝降脂茶，把脂肪肝扼杀在摇篮里

读者问：前些天单位组织体检，很多人查出有脂肪肝，尤其是男同事，被诊断为脂肪肝的更多。其中有一个同事的体检报告单上，医生给出的建议是"多吃高纤维食物"，结果他就捏着报告单在那里感叹，心想：干嘛不直接说让吃草呀。吴教授，脂肪肝到底是怎么引起的，为什么脂肪肝的发病率会这么高？还有，让患脂肪肝的人"吃草"肯定是不现实的，您还是给我们介绍点靠谱的茶饮方子吧。

脂肪肝是一种大家都不陌生的肝脏病症，简单来讲，就是肝细胞内脂肪堆积过多而导致的病变。引起脂肪肝的原因有很多，一般认为和长期酗酒、缺乏运动、过量饮食以及糖尿病等有关。这样一说，大家可能也就能理解为什么脂肪肝的发病率这么高了，用一个流行词来讲，恐怕很多人都"中枪"了吧，酗酒、运动少、高蛋白、高脂肪类饮食摄入过多，是不是很多人都符合？

脂肪肝严重威胁着人体健康，它的发病率仅次于病毒性肝炎，而且脂肪肝已被公认为是隐蔽性肝硬化的常见病因之一，所以大家一定要预防脂肪肝"惹祸上身"。当然，我们也不必对脂肪肝谈虎色变，临床统计证明，很多患者属于轻度脂肪肝，并且这个病是可逆性的。也就是说，通过及时的调理、治疗，脂肪肝可以恢复正常。总的来讲，脂肪肝的治疗需要调整饮食结构，少吃油腻食物，适当增加运动，必要的话还要进行药物治疗。所以说呀，医生给你的那位同事的建议是对的，即使不能真的去吃草，也要注意多吃高纤维类食物。

药物治疗咱们就不详细说了，这个需要大夫针对不同病人进行对症下药。不过，我们可以通过日常饮茶的方式来进行调理，先给大家介绍一款可以将轻度脂肪肝扼杀在摇篮里的茶方——清肝降脂茶，这款茶由山楂、决明子、杭菊花配伍而成。

中医认为，山楂入肝经，有疏肝活血的作用，是一种常用的药食两用的材料，具有健脾开胃的功效，有利于食物的消化吸收，特别是有助于脂肪类食物的消化，促进脂肪的代谢，所以坚持用山楂泡茶饮用，可以起到降脂的作用；决明子和山楂一样，也是入肝经的中药材，有清肝明目、养阴清热的功效，现代药理研究也发现，决明子不仅具有降血压、通便等作用，而且还能够降血脂。所以，用决明子泡茶，可有效治疗脂肪肝，并且适合常年饮用；杭菊花又名甘菊，是我国传统的栽培药用植物，因为原产在浙江杭州，所以被称为"杭菊花"。杭菊花是菊花茶中最好的一个品种，也是浙江省八大名药材"浙八味"之一。中医认为，杭菊花具有养肝明目、清心、补肾、健脾和胃、润喉、生津，以及调整血脂等功效。

上面是对清肝降脂茶各配料功效的简单介绍，下面给大家详细介绍一下清肝降脂茶的具体冲泡饮用方法。首先取山楂150克，决明

子150克，杭菊花150克，混合好以后分成10份。为了方便饮用，可以分别装入茶包袋中，每天取一袋，放入茶杯中，以沸水冲泡，第一遍的茶汤可以倒掉，相当于"洗茶"；然后再往杯中倒入沸水，加盖焖放30分钟左右就可以饮用了。这款茶可以反复冲泡，如果比较适应，还可以适当增加用量。本茶方可调节轻度脂肪肝，预防心脑血管疾病，而且还具有不错的减肥功效，适合便秘、肥胖等人群饮用。

但是，有一点需要注意，对于肠胃功能不太好的人来说，不宜空腹喝山楂茶。另外，还要注意用量，一般来讲，每天不要超过25克。另外，杭菊花和山楂是经常被用来治疗脂肪肝的材料，很多茶方中都用它们来配伍。按照惯例，我最后再介绍几个茶方，大家可以自行了解一下，看看哪个更适合自己。

清肝降脂三杯茶

◇1. 杭菊花绿茶

【原料】杭菊花10克，绿茶3克。

【制法】将以上2味茶料洗净，放入杯中；以适量沸水冲泡即可饮用。

【用法】代茶饮服。

【功效】清肝明目、降胆固醇、增强血管弹性。

【主治】高血脂、动脉硬化等。

◇2. 女贞山楂茶

【原料】女贞子30克，山楂15克。

【制法】将以上2味茶料洗净，放入锅中；加水煎汤，去渣取汁

饮用。

【用法】每日1剂，代茶饮服，分2次饮完，连续服用30天。

【功效】养肝补肾、清肝明目、降血脂。

【主治】高血脂症。

◇3．陈皮山楂乌龙茶

【原料】陈皮10克，山楂20克，乌龙茶5克。

【制法】将陈皮、山楂洗净，一同放入砂锅中；加水煎煮30分钟；去渣取汁，以药汁冲泡乌龙茶，加盖浸泡10分钟即可。

【用法】代茶饮用。

【功效】降脂降压、化痰、减肥。

【主治】高血压、高血脂、单纯性肥胖症等。

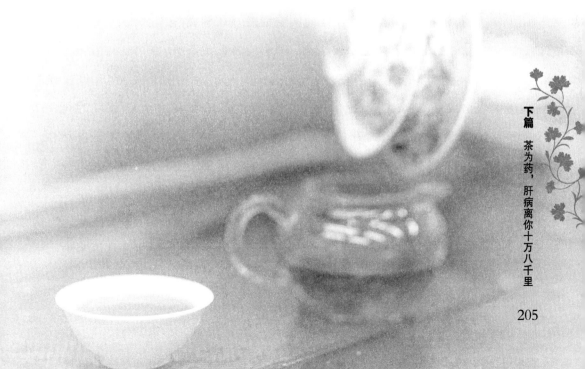

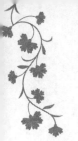

第三节　预防肝病的佛心妙手——败酱佛手茶

读者问：我很喜欢一个美食栏目——舌尖上的中国。看得我真想把减肥大计抛于脑后，背上背包吃遍大江南北。不过，迫于现实的无奈，这只能想想罢了。在这个纪录片里，有一集讲到一个地方小吃——龙岩苦抓汤。解说中说，苦抓也叫败酱草，是一种药食两用的材料，可以清肝火，还能解毒，龙岩当地人在气候干燥的夏秋季节，喜欢用它煮汤来"吃凉"。我觉得这个药材名字挺奇怪的，您能给我们讲讲吗？另外，我还想，既然败酱草能用来煮汤，那它能不能泡茶呢？

所谓"处处留心皆学问"，这位读者朋友在看美食节目的时候，还能想到茶方，并且愿意用心去琢磨，说明这位朋友很是喜欢养生，而且一直在关注养生方面的知识。下面，咱们就针对上文中提到的"苦抓"来聊一聊。

"苦抓"是一种常见的多年生草本植物。在我国，除了西北地区，其他地方基本上都有生长，没准在你的家乡也有，只是各个地方的叫法不同，所以大家觉得比较陌生。

很多地方把苦抓当野菜吃，而且它的叫法也很多，比如"败酱草"、"女郎花"、"黄花苦菜"、"苦菜"、"山芝麻"、"苦叶苗"、"麻鸡婆"、"将军草"、"小苦苣"、"活血草"等，不过其最通用的名字是"败酱草"。从以上的名字不难看出，败酱草的味道是苦的。一般来讲，苦味的菜都有清热泻火的作用，这也正是人们喜欢用它煮汤"吃凉"的原因。

败酱草不仅可以当野菜吃，而且是一味常用的中草药，很多中医典籍中都有对它的记载。中医认为，败酱草味苦、性平，偏微寒，入肝、胃、大肠经，具有清热解毒、利水消肿、排脓破瘀等功效，可用于预防和治疗肝炎、脂肪肝等病症。

既然败酱草是药食两用类植物，当然也可以用来制作茶饮。做茶饮时，败酱草通常和佛手配伍，称为"败酱佛手茶"。具体做法是取败酱草50克和佛手10克，洗净，放入锅中，加水煎煮，去渣取汁，即可饮用。本茶方具有疏肝理气、清热解毒等功效，可用于肝炎、丙谷转氨酶增高等病症。

另外，茶方中提到的佛手，南方的朋友应该更为熟悉，因为佛手主要产于闽粤、川、江浙等地，当然了，现在运输、物流方便了，大家可能都对它不陌生了，很多地方的超市里恐怕就有卖。有的地方又把佛手叫做九爪木、五指橘、佛手柑等，是一种观赏价值和营养价值都很高的水果，而且还是用途广泛的中药材。中医认为，佛手味辛、苦、甘，性温，无毒，入肝、脾、胃三经，具有理气化痰、止呕消胀、舒肝健脾等功效，可用于治疗肝郁气滞、肝气犯胃等症。佛手和败酱草配伍制作茶饮，是一款流传已久的茶方，在预防肝炎方面具有很不错的疗效，所以有人将这款茶方称为预防

肝炎的"佛心妙手"。

　　具有预防肝病功效的茶饮还有很多，但从所用材料来讲，有我们过去介绍过的蒲公英、茵陈、芦笋等。下面我给大家介绍几款茶方的配伍材料和制作方法，这些茶饮对各种肝病，比如传染性肝炎、肝硬化腹水、脂肪肝等，都有一定的预防作用，而且效果也都不错。不过我在这里提醒大家一句，由于每一款茶的侧重点不同，所以不同病症要选择不同的茶饮来用。而且无论是哪款茶，良好的效果是要建立在长期坚持饮用的基础上，希望大家不要浅尝辄止。

预防肝病三杯茶

◇1. 玉米公英茶

【原料】玉米须30克，蒲公英15克，茵陈蒿15克。

【制法】将以上3味茶料洗净，放入锅中，加水煎汤，去渣取汁。

【用法】代茶饮用。

【功效】平肝利胆、清热解毒、利湿退黄。

【主治】传染性肝炎。

◇2. 半枝莲茶

【原料】半枝莲30克。

【制法】将半枝莲洗净，放入锅中，加适量清水煎煮20分钟，去渣取汁。

【用法】代茶饮用。

【功效】疏肝、化瘀利尿、清热解毒。

【主治】肝硬化腹水。

◇3. 芦笋绿茶

【原料】鲜芦笋100克，绿茶3克。

【制法】将芦笋洗净，切碎，同绿茶一起放入砂锅中，加清水500毫升，煮沸10分钟后去渣取汁。

【用法】代茶饮用，每日1剂，当日饮完。

【功效】平肝降脂、软化血管。

【主治】脂肪肝、动脉粥样硬化、高血压等。

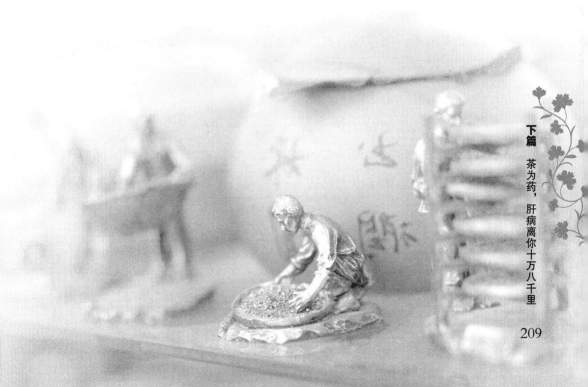

第四节　让慢性肝病成为过路客——过路黄茶

　　读者问：我们家附近有一个花卉市场，空闲的时候我喜欢去那里逛一逛。上个周末又去了，让我发现了一个好东西——金钱草。长得密密麻麻，还开着小黄花，挺好玩的。说它是好东西，是因为那个店主给我科普了一大堆有关金钱草的知识。店主介绍说，金钱草不仅是观赏植物，而且是一种中草药，具有很多治疗功效，泡茶喝还可治疗、预防肝炎。我上网一查还真是这么回事，就买了两盆美滋滋地拎回家了。吴教授，您能否给大家详细聊一聊金钱草的作用和用法。

　　我很高兴您对待生活这么有心，有心的人永远有好运气。用金钱草泡茶喝确实对人体有很多益处，尤其对肝脏有不错的保健作用，但是我还是建议你去药店买一些成品，要是指着你自己养的那两盆，恐怕长不了那么快，供不上泡茶喝。

　　生活在城市里的人们，喜欢把金钱草当成一种观赏类植物，养在花盆里。其实，在我国长江以南比较湿润的地方，尤其是有流动水源的地方，金钱草是一种很常见的植物。金钱草的茎很长，匍匐着长，经常横穿山间或田野中的小路，又因为它比较老的叶片会呈黄色，所以很多地方称它为"过路黄"。

过路黄的入药史很久了，《本草纲目拾遗》和《百草镜》等中医典籍中都有关于过路黄的记载。中医认为，过路黄味甘、微苦，性凉，归肝、胆、肾、膀胱经，具有清热解毒、祛风散寒、利尿排石等功效，可用于治疗感冒咳嗽、头痛身疼、腹泻等症，还可以治疗胆囊炎、黄疸性肝炎、泌尿系统结石、肝、胆结石，外用可治化脓性炎症、跌打损伤、烧烫伤等。

用过路黄制作茶饮来预防和治疗肝炎，一般有两种方法。一种比较简单，就是取10克的过路黄，搭配1克绿茶，沸水冲泡，加盖焖一会儿就可以了。虽然这个方法简单，但是大家不要小觑它，这个茶具有清热、退黄、利湿等多种功效，适宜慢性黄疸型肝炎患者饮用。

还有一种复杂点的方法，就是取过路黄、茵陈、黄芩各15克，仙鹤草20克，用适量水煎服，每日1剂。花样稍微多一些，但是效果也会更加好一些，只是要多花工夫，这适合时间清闲、富有耐心的人士来用。

关于茵陈，我们过去做过详细的介绍，这里就不再讲了。在这里，重点介绍下黄芩和仙鹤草。

黄芩是一种常用的中药材，药用是取其植株的根。药农们采到黄芩后，往往将它的根炮制成药材，将其茎、叶和花经过蒸制等传统工序，加工成黄芩茶饮用。这也是很多山区人民消暑、待客的主要饮品，已有几百年的历史了。中医认为，黄芩具有清热解毒、抗炎祛湿等功效，对肝炎、肺炎、肾炎等都有一定的疗效。由此可

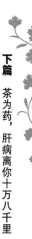

见，黄芩是养肝护肝的入茶佳品。

仙鹤草，又叫脱力草或石打穿，是一味常用止血药，虽然人们将它划归为止血药物，但它的功用远不仅限于止血。中医认为，仙鹤草味苦、涩、微甘，性平，入肺、肝、脾、大肠等四经。临床应用发现，仙鹤草具有活血祛淤，消除肿瘤的功效，用于治疗各种类型的肿瘤，具有较好的作用。近年来，有人把仙鹤草加入治疗肝硬化的方剂中，用于治疗肝硬化也取得了明显成效。

能够预防和治疗肝炎的茶饮方子还有很多，比如茵陈单独泡茶也有不错的效果。下面有几个茶方，材料、用量以及制作方法都写得很详细了，大家可以看一看，进行选择。

慢性肝炎三杯茶

◇1. 茵陈茶

【原料】茵陈30克。

【制法】将茵陈洗净，加水煎汤，去渣取汁即可饮用。

【用法】代茶饮服。

【功效】清热解毒、利胆退黄。

【主治】本茶适宜乙型肝炎伴有尿黄、目光、皮肤发黄、食欲缺乏、身体倦怠者饮用

◇2. 金针鲜根茶

【原料】金银菜鲜根25克。

【制法】将金银菜鲜根洗净，放入锅中；加水煎汤，去渣取汁即可饮用。

【用法】代茶饮服。

【功效】清热解毒、消肿止痛。

【主治】本茶方适宜黄疸型肝炎患者饮用。

◇3．天名精糖茶

【原料】天名精30～60克，红糖适量。

【制法】将以上2味茶料洗净，放入锅中；加水煎汤，去渣取汁即可饮用。

【用法】袋茶饮用，连续服用7～15日。

【功效】清热解毒、退黄。

【主治】本茶方可用于治疗黄疸型传染性肝炎。

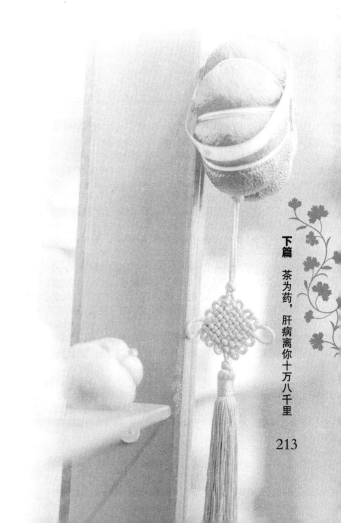

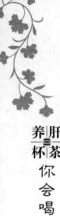

第五节　茶中苍术，护肝有术

　　读者问：关于职场白领的颜值，现在流行一个说法，说刚开始上班第一年是红苹果，第二年是青苹果，多年以后就成烂香蕉了。其实我对这种说法是有一些认同的，就说我们吧，工作忙、压力大，加班加点、点灯熬油都是家常便饭，长痘、长斑、气色差太正常了。吴教授，是不是气色的好坏和肝脏的健康与否有关系呀？如果有，您能不能给大家介绍一些茶饮方子，调理一下肝脏，改善气色呢？

　　说实话，我有好朋友的孩子就在公司上班，据说干得不是十分开心。根据我外围的观察，确实如你所说：工作繁多、压力大，导致气色差等现象。其实气色差不仅仅是影响颜值，而且还是身体健康情况欠佳的外在表现，可以说是身体给我们的警示，一定要引起足够重视。

　　气色的好坏确实和肝脏的健康状况息息相关。一般来讲，皮肤粗糙、气色差、脸色暗黄等往往是因为肝脏功能有问题。关于其中的道理，咱们原来也讲过，肝有造血、藏血以及分解营养、调节激素等功能，是人体最强的解毒排毒系统和营养输送系统，滋养着人体全身的脏器，如果肝脏不够健康，肯定会导致分泌失调，气血不和，直接的外在表现就是气色差。

这些原理类的东西咱们不多说了，以前也讲过不少。还是给大家介绍具体的茶方。今天主要讲一款被称为"护肝有术"的茶方——苍术茶。

苍术茶的制作方法很简单，将苍术10克和枸杞子5克洗净、沥干，放入锅中，加水煎煮，然后去渣取汁，用药汁冲泡适量的信阳毛尖茶，当然，其他绿茶也可以。待茶汤晾温时加入适量蜂蜜调味。

苍术，是一味常用的中药材，它是以根入药的，也就是将菊科植物茅苍术的根茎采收后，去除泥沙、须根，干燥后所得的成品。苍术入药很早，《本草纲目》中就有对它的记载。从中医的角度说，苍术味辛、苦，性温，归肝、脾、胃经，主要有燥湿化痰、疏肝健脾等功效，适用于脂肪肝，痰湿困阻等病症。

下面让我跟大家聊聊枸杞。有人说枸杞全身都是宝，这话确实没有夸张。枸杞子是人们经常食用的一种养生佳品，具有补益肝肾、养血明目、防老抗衰等功效。尤其是在养肝护肝方面，具有良好的作用。现代医学研究发现，枸杞中含有一种有效成分——甜茶碱，药理实验表明，甜茶碱有抑制脂肪在肝细胞内沉积、促进肝细胞再生的作用，所以它对治疗肝脏疾病有效。另外值得一提的是，甜茶碱不仅仅存在于枸杞的果实，也就是我们平时说的枸杞子中，在枸杞的叶子以及根、皮中，同样含有丰富的甜茶碱，并且枸杞叶中不仅含有甜茶碱，而且它所含的叶绿素也有助于肝脏的解毒，同

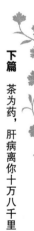

时还能改善肝功能。可以说，枸杞全身都是宝。在春季，菜市场往往有卖枸杞芽的，就是枸杞植株的嫩芽、嫩叶，我每次碰上了都要买一些，用开水烫一下凉拌了做菜吃，或者晒干了泡茶，都很好。

至于绿茶和蜂蜜对肝脏的好处，咱们不多说了，以前不止一次讲过。总之，这几样材料搭配在一起制作茶饮，具有清热解毒、护肝明目、通便治痢、生津止渴、杀菌等功效，对夜盲症、乙肝、痢疾、腹泻、食欲缺乏、呕吐等病症都有不错的疗效。

最后，还是按照惯例再介绍几种养肝护肝的茶饮，供大家自行选择。

养肝护肝三杯茶

◇ 1. 护肝茶

【原料】茵陈10克，板蓝根10克，郁金5克，丹参5克。

【制法】将以上4味茶料一同研末，放入杯中，以沸水冲泡，加盖焖置15分钟。

【用法】代茶饮用，每日1剂。

【功效】清热解毒、活血退黄、养肝护肝。

【主治】黄疸型肝炎。

◇ 2. 羌活茶

【原料】羌活10克，绿茶5克，枸杞子3克，蜂蜜适量。

【制法】将前3味茶料洗净，放入锅中，加水煎煮，去渣取汁；代药汁温热时加入适量蜂蜜调味。

【用法】代茶饮用，每日1剂。

【功效】补肝肾、清热解毒、护肝明目、润肺。

【主治】两眼发痒、视物模糊不清、腰酸背痛等病症。

◇3. 何首乌绿茶

【原料】何首乌30克，绿茶3克。

【制法】将何首乌研末，将药末、绿茶一同装入绵纸茶袋中，以适量沸水冲泡，加盖焖置15分钟。

【用法】代茶饮用。

【功效】养肝降脂、滋阴益肾、保护肝脏、生发乌发、改善睡眠。

【主治】高血脂、高血糖、脂肪肝、失眠等病症。

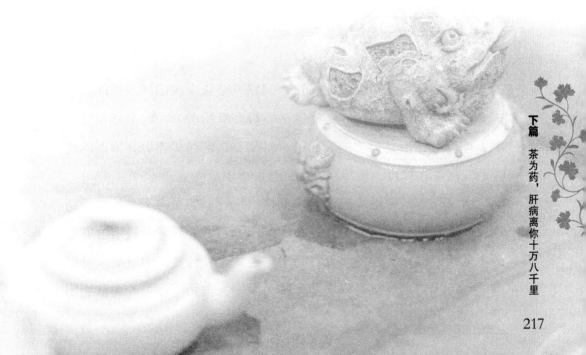

第九章　妙用三杯茶，向肝病引发的烦恼说再见

第一节　恶心、厌食？试一下甘蔗片茶

　　读者问：前一段时间，我有位朋友总是恶心呕吐，吃了胃药也不见好转，他去医院看病，胃没问题却查出了肝炎。吴教授，为什么一个人脾胃不和，却跟肝脏有关系呢？

　　这个问题问的很好。回答这个问题，要从中医的特点说起。我们知道，中医治病很少是头痛医头、脚痛医脚的。中医虽然也分五脏，但五脏却不是孤立的，而是息息相关、密切相连。你提到的这位朋友病虽在脾胃，根却在肝脏，是肝木不疏脾土造成的。

　　大家知道，肝脏主疏泄，主藏血，主升。如果一个人长期情绪不畅，肝气就会郁结，不舒畅。而我们的脾胃的升降气机恰恰需要肝木的疏泄辅助，才能将五谷精华输送到全身各处。而没有了肝脏的疏泄，脾胃则气机升降失和，脾为湿困，食物不化，人们就会出现恶心、呕吐、腹泻的症状。从现代医学上看，肝脏出了问题，分泌的消化液减少，就会造成胃里的食物不能消化，从而引起脾胃失和的症状。

在现实生活中，肝病很是隐秘，每个人都觉得自己距离肝病十万八千里。正因这个原因，肝病平时很难察觉，大多去检查才能发现。一个平时看上去吃喝跑跳的人，查出肝炎是很常见的。这样的人如果平日疏忽，不注意饮食起居，日后检查就可能是肝病晚期。所以说，即使肝不痛，也要注意保养。

当然，我们可以从脾胃不和这一点出发，保持对自己身体健康的警觉，从而能够在早期察觉肝脏的症状。比如，有恶心、呕吐、腹胀、胸口闷、食欲降低、伤风感冒、发烧等等问题，吃了胃药或者感冒药只能缓解一时，这就要查看肝脏了。

平时肝郁胃口不佳的人，可以多吃一些健脾胃去湿、条达肝气的食材，比如糯米、黑米、百合、莲子、薏米仁、牛肉、鲈鱼、鲫鱼等。除此之外，喝茶是最适合现代化生活方式的一种养肝方式。在这里，我重点推荐甘蔗绿茶。

大家知道，有肝炎的人尤其是黄疸性肝炎，体内多以湿热为主，这时候就要除湿热，和肝脾。甘蔗味甘性寒，归脾肺胃经，寒可以清热生津，甘又能养血补脾胃。关于甘蔗，《本草再新》记载："和中清火，平肝健脾，生津止渴，治吐泻、疟、痢，解疮火诸毒。"可见甘蔗对抑制恶心和调理厌食方面，确实有着自己独到的功效。

我有一位患有肝炎的朋友，三十多岁，几年来为了升迁兢兢业业地奋斗，结果单位空降了一位上司，这位朋友再无升迁可能。一

时间，他吃不下喝不下，甚至见到油腻就恶心呕吐，吃胃药也没效果。我建议他去查肝脏，检查后发现，肝炎有向肝硬化转化的趋势了。

这位朋友就是典型的情绪致病。首先，心情不佳造成肝郁，肝郁又引起脾湿。当一个人脾湿消化不佳，营养跟不上时，肝炎就会加重。我建议他休个年假放松一下，服用肝炎药物时，喝甘蔗片绿茶水。他放开身心，按照我的建议治疗后肝炎控制得很好。

甘蔗片茶具体做法很简单：选择优质无霉变的甘蔗300克，绿茶1克。甘蔗切片加0.5升水煎煮。煮沸15分钟后去渣取汁，放入绿茶冲开即可。代水喝每次喝100毫升，4个小时一次。胃阴不足的人呕吐的话，可以在其中放入生姜，煎煮饮用，效果很不错。

注意事项：饭前少饮，茶宜淡不宜浓；红心霉变的甘蔗不能食用，否则会加重呕吐。

恶心厌食三杯茶

◇1. 鲜藕姜汁茶

【原料】鲜藕250克，生姜50克。

【制法】将鲜藕、生姜洗净，捣烂；用干净的纱布挤汁即可。

【用法】袋茶饮用，分次饮完，每日1～2次。

【功效】开胃解毒，清热止吐。

【主治】本茶可治疗恶心、呕吐等病症。

◇2. 木瓜桑叶茶

【原料】木瓜2片，桑叶7片，红枣（去核）3枚。

【制法】将以上3味茶料研为细末，放入杯中，以适量沸水冲泡即可饮用。

【用法】代茶饮用，每日1剂。

【功效】疏散风热、祛湿舒筋、保护肝脏。

【主治】本茶方可治疗恶心呕吐、腹泻、腰膝酸痛、风湿疼痛等病症。

◇3. 菜豆香茶

【原料】菜豆根（鲜品6克）5克，白扁豆花（鲜品10克）3克，香白芷2克，藿香2克，冰糖适量。

【制法】将菜豆根洗净，用温水泡软；将白扁豆花洗净，沥干；将香白芷洗净，捣碎；将菜豆根、香白芷放入茶杯，以适量沸水冲泡，加盖浸泡20分钟；向茶杯中加入藿香、白扁豆、冰糖，再浸泡2~3分钟即可饮用。

【用法】代茶温饮用，每日1剂，上午、下午分两次饮完。

【功效】健脾化湿、清肝明目、和中、利尿消肿、散瘀止痛。

【主治】可治疗伤暑引起的发热、头痛、恶心呕吐、胃痛、酗酒中毒等病症。

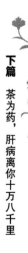

下篇　茶为药，肝病离你十万八千里

第二节　视物不清、目赤疼痛? 三杯清热化湿茶

　　读者问:我老公的眼睛最近一年来总是看不清东西,而且灼热红肿,甚至疼痛难忍。吃了很多消炎药,也点了很多眼药水,都没有办法从根子上解决问题。吴教授,希望您能帮想想办法,怎么样才能让我老公的眼睛有所好转?

　　你们夫妻之间的感情真的让我很感动。而且,你老公的痛苦我也非常能理解,因为这种来自眼睛的烦恼我曾经体验过。眼睛的问题,看似是小事,其实并不容忽视。它往往是肝脏健康状况的晴雨表。想知道一个人肝脏好不好,最直接的方式就是看他的眼睛。据统计,12%的肝病患者会并发眼疾,比如眼睑水肿、眼球活动迟钝、眼花、眼干、眼红等。

　　《黄帝内经》说:"肝开窍于目。"意思是,眼睛能看东西,关键在于肝气疏泄和肝血滋养。如果肝气疏泄不达,肝血不滋养,眼睛就会出现问题。为了让大家更直观地认识到这一点,我建议大家一起看看肝脏疾病和眼睛的对照关系。具体如下:

　　肝脏湿热重:眼球表现为浑浊而黄;

肝火旺：眼睛表现为赤红或者是发炎，分泌物多；

肝气亏：预示着眼睛看东西易疲劳，肝气亏得厉害就会引起近视；

肝血不足：眼睛表现为干涩，看不清东西，或者是夜盲；

……

确实如此，眼睛直观地体现肝脏的健康。多数眼疾人的肝脏以湿热、火旺为主。这类人除了眼睛不适外，还有其他症状。比如，肝脏湿热重的人头发出油多，皮肤很干燥，也更容易患肝炎；肝火旺的人会有口干舌燥、口苦、口臭、睡觉易醒、身体闷热的困扰。

那么，怎样做才能避免肝脏湿气重、肝火过旺呢？

答案是，早睡早起，避免熬夜。我们知道，动为阳，静为阴。适当静卧休息，滋阴养阳是非常有效的修养肝脏的方式。据研究，人体直立时，肝脏血流量会减少40%；运动时，肝脏血流量会减少80%-85%。相反，我们平卧时，肝脏供血则比较丰富，所以，中医有句话说，"人卧则血归于肝"。

那么，我们什么时候"卧"呢？肝经最旺的时刻是丑时，即凌晨1点到3点，所以最好晚上11点之前入睡，到了凌晨1点我们进入深度睡眠，肝脏就能排毒滋养了。

有慢性肝炎的人肝血流降低，黏度增加，更要注意早睡。平时可以用一些柴胡、板蓝根、五味子、猪胆粉、丹参等药物，疏通肝脏血管，改善肝脏供血状况。

除了上述的生活习惯之外，我重点要强调的一点是饮茶。肝火旺的人可以选用龙胆泻肝丸，清泻肝胆之火，缓解眼红目赤的症状。另外，我们还可以用等量的菊花和枸杞泡水喝。菊花清肝明

目，枸杞滋补肝肾，是清火明目的佳品。

大家知道，一个人如果肝火旺盛，循肝经而上，眼睛就会发红、肿痛。而肝火熏蒸湿气，就会引起头晕。要解决这些症状，就必须清肝火，去体湿。

前段时间，我遇到这样一位女患者，28岁，本身是湿热体质，脾气跟吉人赛女郎似的暴躁，稍不顺心就跳槽、分手。结果大学毕业很多年，仍旧孑然一身，工作也是差强人意。最近眼睛又红又肿，吃了去火、消炎药，涂了眼药也不见好转。

我问她除了眼睛问题外，哪里还不舒服，她列出了很多，头晕、心烦、口苦、口干一大堆问题。看她舌苔发黄、舌质红，肝火旺盛很明显。我建议她把桑叶菊花泡茶饮用，用后眼睛很快恢复了，连脾气也好了很多。

桑叶，味苦、甘，性寒，归肺、肝经。《本草分经》中说，桑叶"苦甘而凉，滋燥凉血，止血去风"。意思是桑叶有疏散风热、清肝明目、养阴润燥、凉血的作用。在中医里，桑叶经常用来治疗因肝阳上亢引起的疾病，比如头晕、视物昏花、眼睛肿痛等。

菊花味辛、甘、苦，性微寒，归肺、肝经。《本草正义》中说："凡花皆主宣扬疏泄，独菊花则摄纳下降，能平肝火，息内风，抑木气之横逆。"意思是，菊花独特之处在于它以固摄、收敛、下降的方式治疗疾病。所以，在平肝火、防止肝疏泄无节上，中医多会选取菊花入药。

桑叶菊花茶泡制很简单。取等量的桑叶和菊花，沸水冲泡等上三五分钟即可饮用，也可以加入枸杞，平桑菊之寒。患有急性结膜炎的话，可以在茶中放入青豆和白糖，煎煮饮用，见效明显。另外，桑叶和菊花性寒，体质寒凉的人或者女性月经期间避免饮用。

清热明目三杯茶

◇1. 决明子明目茶

【原料】决明子20克。

【制法】将决明子洗净，放入杯中；以沸水冲泡，浸泡20分钟即可饮用。

【用法】代茶饮服。

【功效】清热解毒，疏肝明目。

【主治】本茶适宜患急性结膜炎、目赤肿痛、青光眼、夜盲症等人群饮用。

◇2. 夏枯草散郁茶

【原料】夏枯草10克。

【制法】将夏枯草洗净，研成粗末，以沸水冲泡即可饮用。

【用法】代茶饮用，连续饮用7日。

【功效】清热去火、疏肝明目、疏散郁结。

【主治】本茶可用于肝火目赤、夜盲症、眼睛疼痛等病症。

◇3. 银耳清茶饮

【原料】银耳30克，青茶6克，冰糖60克。

【制法】将以上3味茶料放入锅中，加水煎汤即可食用。

【用法】喝汤吃银耳，每日1剂，连服7日。

【功效】疏风散热、清肝明目。

【主治】本茶可用于红眼病初起、流泪作痛、痛痒交替、怕热畏光等眼疾。

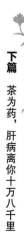

下篇　茶为药，肝病离你十万八千里

第三节　胆囊炎？胆结石？金钱花茶值千金

读者问：我们说两个人关系好，最好的词莫过于"肝胆相照"。吴教授，人体的胆囊和肝脏确实是紧密联系的吗？如果我身边的亲戚朋友患上胆囊炎和胆结石之类的病，应该喝什么茶进行调理？

嗯，你说的很对，肝胆的确是一对兄弟，一损俱损一荣俱荣。《黄帝内经·灵枢·五邪》说："邪在肝，则两胁中痛。"胁指侧胸部，包括我们腋以下至第十二肋骨的所有部位。胆囊炎和胆结石就属于中医胁痛的范畴，而病根则在肝脏。

中医里有个词叫"通则不痛，痛则不通"，意思是身体通畅就不会感到痛，反之身体感痛，多是因为不通造成的。胆结石和胆囊炎也是如此，胆石移动疼痛是很厉害的，而胆石出现则与肝气不畅，胆汁郁结关系密切。

有些人胆囊可能没有痛感，但会有脾胃不舒服的表现，比如，右上腹不适、恶心、嗳气、隐痛等等，如果脾胃本身没问题，不妨排查胆囊疾病。

如果一个人的右上腹突然疼痛得很厉害（胆绞痛），而且疼痛向右肩背部放射，表明胆石移动，引起疼痛。胆结石严重的人还会有大汗淋漓、坐卧不安、面色苍白，或有恶心、呕吐等症状，此时必须及时就医。

根治胆结石或者胆囊炎，通顺是第一要务。只有我们心情舒畅，肝气条达，胆汁输送才能通畅，避免胆囊炎或者胆结石。

有胆囊炎和胆结石的人饮食上要以清利导消、富于营养的食物为主，而要避免油腻、甘厚、胆固醇高的食物，比如，牛奶、鸡蛋、年糕、肥肉等等。一些含草酸多的食物，也要避免食用，比如，菠菜、苋菜、甜菜、茭白、巧克力、笋干、柿子等含草酸多的食物。

多数胆结石和胆囊炎起因于湿热，只有清热去湿才能通肝胆之气。金钱花味苦、酸，性微寒，归肝、胆、肾、膀胱经。其苦可去湿，寒能清热，非常适合胆囊炎和胆结石的人服用。

据说，有一对年轻夫妇非常相爱，但某天，丈夫肋下刀扎针刺似的疼，医生也无可奈何。不过几个月，竟生生疼死了！妻子请来医生希望查明丈夫的死因。剖腹后，医生从丈夫的胆囊中取出一块小石头。妻子拿着石头悲痛欲绝地说："一块小石头就生生拆散了恩爱夫妻！"此后，她将石头整日挂在胸前纪念丈夫。

一年秋天，妻子砍完一捆草，抱着回家，到家后，发现胸前石头竟小了。她很是惊奇，逢人便讲。这件事很快传播出去，一位医生听后找到她希望找到化石的草。因为原来的草已经烧火做饭了，两个人只好上山寻找。但是，山上杂草丛生，很难分辨，两个人最终砍遍山草，分类一一尝试，才找出了化石的药草。这就是金钱草

的由来。

那么，金钱草为什么能化石呢？这要从它的成分来看。

第一，金钱草的一些多糖成分可以抑制草酸钙结晶；

第二，金钱草中的酚性成分，黄酮类等成分，有利尿、抗炎、抑菌的作用，对炎症渗出反应有很好的抑制效果。所以说，金钱草既可以促进胆囊排石，又具有治疗胆囊炎的作用。

在具体的用法上，金钱草作为茶饮是最为简便快捷的。我们选取干品金钱草30克，洗净切碎，煎煮滤渣后，每日代水饮用。一日一剂，可连续服用一个月。当然，金钱草本身性寒，女性在月经期间避免服用，本身寒重的人也要避免服用。另外，如果胆道结石过多、过大，金钱草单方效果不显著，也可以遵医嘱选用复方，或者手术治疗。

防治胆囊炎、胆结石三杯茶

◇1. 金钱败酱茵陈茶

【原料】金钱草30克，败酱草30克，茵陈30克，白糖适量。

【制法】将以上3味茶料洗净，放入锅中，加水煎汤，煎至1000毫升时，去渣取汁，加入适量白糖即可饮用。

【用法】代茶饮用，每日1剂，当日饮完。

【功效】清热解毒，利胆排石、消炎。

【主治】本茶方适宜胆囊炎、胆结石病症者饮用。

◇2. 过马芦根茶

【原料】过路黄60克，马蹄金30克，芦根15克。

【制法】将以上3味茶料洗净，放入锅中；加水煎汤，去渣取汁

即可饮用。

【用法】代茶饮用，分2次服用，每日1剂。

【功效】清热解毒、利尿排石、利湿消肿。

【主治】本茶方可治疗胆囊炎、胆囊结石等病症。

◇3．须花五味茶

【原料】鲜玉米须200克，金银花10克，五味子10克。

【制法】将以上3味茶料洗净，放入锅中；加适量水煎汤，去渣取汁即可饮用。

【用法】代茶饮用，每日1剂，连续服用15天。

【功效】清热解毒、平肝利胆、利尿消肿。

【主治】本茶方可治疗慢性胆囊炎。

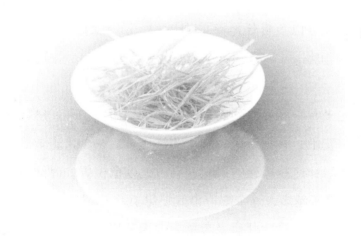

第四节　口渴、肝硬化？鲜李子茶是福音

　　读者问：很多名人如孙中山、张闻天、路遥等都是因肝硬化病逝的。现在提到肝硬化，多数人也都会害怕，觉得离肝癌不远了。那么，肝硬化真的是不治之症吗？是否喝茶可以起到预防调理和治疗作用？

　　这个问题问的很好，我觉得这也是很多病人或病人家属都想知道的问题。我可以负责任地简单告诉大家：晚期的肝硬化是与死亡挂钩的。但是，如果在肝硬化早期就及时治疗，肝硬化是可以逆转的。

　　我们先来看看肝硬化到底是怎么回事。简单来说，肝硬化就是肝脏变形、变硬，肝脏组织纤维化的过程。当一个人患上肝炎，组织细胞坏死后，这些坏死的组织就会占据这个位置，时间一长，当坏死的组织越来越多，这个部位也就硬化了。

　　临床上，一些慢性肝病患者总会因为劳累、病毒感染、饮酒等等，瞬间发作肝硬化。事实上，这些病人的肝脏早在病发前就已经硬化，只是这些因素引发了病情。

那么，怎样才能及时发现肝硬化呢？我们可以参照下面的症状为自己体检，如果有其中三到四项，而自己恰恰又有肝脏疾病，就需要去进一步检查了。

1. 困倦、无力；

2. 食欲减退、恶心；

3. 腹胀、尿黄；

4. 身体水肿；

5. 口唇灰暗，突然出现口臭；脸消瘦，面部黑色素沉积较多；

6. 突然出现龋齿，或者原有龋齿突然严重了；

7. 牙周炎、牙槽溢脓，怎么吃药也不见好转。

以上这些症状都表示肝硬化在慢慢逼近。值得注意的是：口渴是肝硬化的一个重要标示，这预示了肝脏腹水的出现，身体水分和营养流失，此时必须去医院检查治疗。

在饮食上，肝硬化病人饮食要清淡富有营养，软烂最好，避免坚硬食物。根据营养学的理论，适量蛋白质能够促进肝组织恢复再生。另外，酸味食物对肝脏十分补益。中医认为酸入肝，如葡萄、山楂、乌梅、苹果、石榴、柠檬、柚子等都可食用。不过，我们要注意的是肝硬化病人一定要忌吃鱼。肝硬化最常见的并发证和死亡原因就是消化道出血。吃鱼恰恰是引起出血的原因，而且食用大量鱼还会诱发肝性脑病。还有就是忌辛辣食物，因为辛辣食物会诱发胃溃疡和消化道出血。

刚才我们说到酸入肝，酸性食物具有养护肝脏的作用。肝硬化患者多脾胃不佳，肝火旺盛，出现腹水的肝硬化患者还会感到口渴，所以，在这里我们推荐鲜李子茶。

李子味甘酸，性平，入肝肾二经。新鲜的李子具有清肝热、生津利水、消渴、消腹水的功效。此外，新鲜李子性酸，还具有开胃、促消化、增加肠胃蠕动的作用。

我有位老朋友，几年前得了急性肝炎，治疗比较及时，有惊无险彻底治好了。无病一身轻的他还像原来一样不加节制饮食作息，结果这次不到四十岁就检查出了肝硬化，好在病情尚处早期，还可挽救。

这位朋友平时就肝火旺盛、胃口不佳，自从得了这个病之后，真正警惕起来。为了更好地调理恢复健康，我特别建议他喝鲜李子茶。有过一次教训，他改变了过去的生活方式，平时注重适量饮用鲜李子茶。前几个月复查肝脏，肝硬化有了明显的好转倾向。

为什么李子茶会有所裨益呢？这是因为，李子为肝之果，对肝脏大有好处，唐代名医孙思邈就十分推崇肝病患者适量吃李子。中医上，李子也常用来治疗肝病。《泉州本草》验方中提到，鲜李子具有治疗肝肿硬腹水的作用。现代研究发现，新鲜李子肉中含的氨基酸，如谷酰胺、丝氨酸、甘氨酸、脯氨酸等，对肝脏大有裨益。

那么，鲜李子茶具体怎么泡制呢？

新鲜李子100~150克，绿茶2克。李子剖开后加水350毫升煎煮。煮沸3分钟后，加入绿茶。每日代水饮用，一日一剂。

不过，我们要注意的是：鲜李子是指成熟的新鲜李子，而不是生李子。另外还有些人是忌食李子的，如肠胃疾病、咳嗽有痰、腹泻、排尿不畅患者及小孩等。最后一点是，李子不能与麻雀肉和蜂蜜同食，会伤及五脏。

肝硬化三杯茶

◇1. 草决明清火茶

【原料】草决明、茶叶各适量。

【制法】将草决明文火炒黄，加入适量茶叶；每次饮用时取10克左右，放入茶杯中，以沸水冲泡即可饮用。

【用法】代茶饮服。

【功效】清肝利湿。

【主治】本茶方可治疗肝硬化、肝腹水、肝炎等病症。

◇2. 半枝莲药茶

【原料】半枝莲120克。

【制法】将半枝莲洗净，放入锅中，加水煎汤、去渣取汁。

【用法】代茶饮服。

【功效】清热解毒、活血化瘀、利湿。

【主治】肝硬化腹水。

◇3. 茵陈大蓟茶

【原料】茵陈蒿15克，大蓟根15克。

【制法】将以上2味茶料洗净，放入锅中；加水煎汤，去渣取汁即可饮用。

【用法】代茶饮服。

【功效】清热利湿、消炎解毒。

【主治】本茶方适宜肝硬化患者饮用。

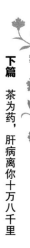

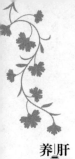
第五节 急性肝炎？蒲公英茶管得严

　　读者问："佳佳有肝炎，不要和他玩儿。"如果小区附近有小朋友得了肝炎，即使肝炎好了，家长也会让自己孩子远离他。事实上，有些肝炎并不可怕，患有急性肝炎及时治疗的话，90%是可以治愈的，没有必要谈虎色变。对于预防和治疗急性肝炎，吴教授有什么好的建议没？

　　你刚才提到人们对肝炎的恐慌，确实令我感慨颇深。虽然医学发展到今天，但很多人仍然忌惮肝炎患者。事实上，急性肝炎早期，尤其是6个月以内，治疗后九成以上是没有传染性的。当然，如果急性肝炎超过了6个月，转移成慢性肝炎，治疗就比较困难了。

　　中医认为，肝炎多是湿热疫毒引起人体机能下降，正气不能抗邪才致病发的。生活中，病毒、细菌、寄生虫、化学药物和毒物、酒精等都会引发急性肝炎。

　　急性肝炎一般可分两类，一类有黄疸，一类无黄疸。黄疸性肝炎很容易辨认，患者的表现就是黄，眼睛黄、身体黄，小便也会黄；而无黄疸性肝炎就比较隐含，症状多表现为脾胃不适或者肝郁气滞，如食欲缺乏、身懒力乏、心情不佳等等，易被忽视。

急性肝炎起病急，危害大，不仅会损伤肝脏，病变还会乘胃、克脾、累肾。很多急性肝炎患者都会有脾胃不适，二便不佳的表现。比如大便会溏泄或者便秘，小便会发黄。我们知道肾主水、主二便，由此就可以看出肾脏受到影响了。

急性肝炎想要根治，关键在于及时发现，及时治疗。事实上，我们可以从身体的小提示中去辨别分析，及早发现治疗，避免迁延成慢性肝炎。

还有就是在生活中多用饮食调理。急性肝炎患者饮食要以清淡富营养为主；如果胃口不佳，可以少食多餐，保证优质蛋白的摄入。另外，还可以食用清肝火的菜，如芹菜、空心菜、菠菜、黄瓜、西红柿等；忌烟酒，等等。

急性肝炎患者身体湿热重，正气不胜邪气，而脾胃和肾等多个内脏也受到影响。在这里，我们推荐蒲公英茶，它不仅能保养肝脏、脾胃，还能滋养肾脏。

中成消炎药蒲地蓝其中重要一味药就是蒲公英，所以大家知道蒲公英，是因其消炎效果熟知的。不管是胃肠炎、气管炎、皮炎、尿路感染等多种炎症，蒲公英消炎效果都很不错。

蒲公英性寒，味甘、苦；归肝胃二经。《本草述》这样说："蒲公英，入胃而兼入肝肾矣。"蒲公英具有清热解毒、消肿散结、利尿通淋的作用。临床上，蒲公英常用于治疗湿热证，如目赤、咽痛、疔疮肿毒，也用于治疗湿热黄疸肝炎。

记得有一次，一个40来岁的中年白领找我咨询病情。他一上门就开始发牢骚。原来他的身体平时一直很好的，但体检却发现乙肝

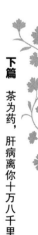

下篇 茶为药，肝病离你十万八千里

三系竟成了大三阳，医生诊断为急性肝炎。别的同事听说他得了肝炎，都离他远远的。他情绪不佳，看上去没精打采的。

我看他舌苔黄腻，面色偏红，口干渴，平日喜喝酒，进食尚可。他说平时只感到易疲劳，就没有什么不适了。除了日常生活上的安排之外，我特别建议他喝蒲公英茶，告诉他病情在急性肝炎早期，只要及时治疗，就没有大碍了。他这才积极治疗，辅以蒲公英泡茶喝。一个半月后，肝功化验指标全部正常，三个月左右，乙肝三系化验全部转阴。

目赤、面红、舌苔黄表示这位病人肝火旺盛，须及时泻肝火；病人情绪不好，肝脏本身患病，极易引起肝郁。蒲公英除了清肝泻火外，还具有"达肝郁"的功效，畅通肝部之郁气。治病就像挖渠引水一样，达肝郁就是在挖渠道，只有肝部条达，后面的泻火才能顺畅。

蒲公英茶泡制简单，取干蒲公英75克，加水大火煮沸后，小火熬一小时，即可饮用。新鲜蒲公英可生吃、凉拌或者做馅儿、熬粥。值得注意的是，干蒲公英每日用量不宜超过100～150g，新鲜蒲公英也不宜过多，否则会引起腹泻。

急性肝炎三杯茶

◇1. 板蓝大青茶

【原料】板蓝根30克，大青叶30克，茶叶15克。

【制法】将以上3味茶料洗净，放入锅中；加水煎汤，去渣取汁即可饮用。

【用法】代茶饮服，每日2次，连续饮用15天。

【功效】利湿退黄、清热解毒。

【主治】本茶方适宜急性肝炎患者饮用。

◇2. 马地茵陈茶

【原料】鲜马兰根50克，地耳草30克，茵陈30克。

【制法】将以上3味茶料洗净，放入锅中；加水煎汤，去渣取汁即可饮用。

【用法】代茶饮服。

【功效】清热解毒、利胆退黄。

【主治】本茶方对急性肝炎病症疗效显著。

◇3. 麦苗甘草茶

【原料】麦苗15克，甘草3克。

【制法】将以上2味茶料洗净，放入锅中；加水煎汤，去渣取汁即可饮用。

【用法】代茶饮用，每日1剂。

【功效】清热、解毒、退黄。

【主治】本茶方适宜急性病毒性肝炎患者饮用。

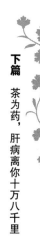

下篇 茶为药，肝病离你十万八千里

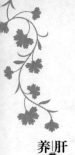

第六节　乙肝带菌病人应该喝什么茶?

　　读者问：吴教授你好，我想向你请教一个关于乙肝的问题。我老伴是一名即将退休的老教师，最近他们单位进行健康体检，竟然被查出是乙肝病毒携带者。老伴本来是一个博学、和善之人，在单位与同事们的关系也不错。可自从这次体检之后，很多同事都刻意躲着他，这让他很是难过，为此，老伴还请了病假在家休养。自从老伴被查出是乙肝携带者之后，我开始关注乙肝方面的知识，很多关于乙肝的文章中说，乙肝除进行常规治疗外，饮食调理也极其重要，尤其是适当饮茶，可对乙肝起到辅助治疗的作用。吴教授，饮茶真的对乙肝有好处吗？那么，像我老伴这种乙肝病毒携带者，最适合喝哪些茶呢？

　　很高兴为你解答问题。其实你老伴的情况在生活中是非常常见的，我也接触过不少乙肝病毒携带者，在与这些人接触时虽然需要有所注意，但也没必要过度恐慌，一般情况下都没有我们想象的那样可怕。你提到乙肝病毒携带者饮茶之事，这是具有一定科学道理的，因为喝茶的确对乙肝带菌患者具有辅助治疗功效。

关于茶，有本草书中记载："茶饮之使人益思，少卧，轻身，明目，利小便，去疾热"，而乙肝病毒携带者大多是以体内热重或湿热为主，若经常饮茶可达到除烦止渴、解腻清神等作用。从现代营养学角度来说，茶中含有维生素、微量元素、茶多酚等营养物质，这些物质不仅具有增强体质、提高人体免疫力等功效，而且还具有防癌、防治心血管疾病、延缓衰老、利尿、降脂、助消化等作用。所以，经常喝茶可对乙肝患者的病情恢复起到辅助治疗作用，而对于乙肝病毒携带者，可通过增强机体免疫力来降低其发病的概率。

现代医学认为绿茶具有抗凝、防止血小板黏附聚集等活血化瘀的作用，对于伴有五心烦热、口干口苦、牙龈红肿出血的血淤血热型乙肝患者及乙肝病毒携带者来说，经常喝绿茶可缓解以上不适症状。饮茶虽好，但一定要坚守适时、适量的饮茶原则，乙肝带菌者可以在早餐后为自己泡1杯绿茶，然后陆续加水饮用。上午时茶的浓度较高，可使人神清气爽，下午时茶水逐渐变淡，以避免晚间失眠多尿。另外，还需要提醒大家一句，在饭前1小时内应禁止饮茶，否则茶水会稀释胃液，降低胃液对食物的消化。空腹时也不宜饮茶。另外茶汤不宜太浓。一日下来，茶的饮用量控制在1000～1500毫升之间。

另外，柚子皮茶也是非常适合乙肝病人及乙肝病毒携带者饮用的一款饮品。记得我在2013年时，遇到乙肝病毒携带者刘某，当时

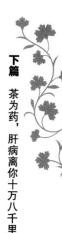

239

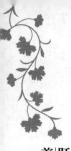

刘某45岁，据他本人口述，自己四年前就患上了小三阳，两对半中一、四、五呈阳性，但每次检查，肝功能都正常，乙肝病毒DNA也呈阴性，医生告诉他这种情况不需要治疗，平时注意饮食，并定时做检查就可以了。病人按照医生的叮嘱忌烟酒、不吃油腻食物、早睡早起、保持心情愉悦，病情基本没有变化。然而，由于刘某在单位升职，工作也比以前忙了很多，三天两头的熬夜加班。一段时间之后，刘某感觉自己的抵抗力越来越低，动不动就感冒，而且时常伴有两胁胀痛、肝部胀闷、心烦易怒等症状。去医院检查，医生告诉他仍然是乙肝病毒携带者。之所以出现肝部胀闷疼痛，是由于肝气郁结所致，可以通过饮食或中药进行调理。后来，刘某在朋友的推荐下找到了我，针对刘某的身体状况，我给他推荐了柚子皮茶，坚持饮用这款茶一段时间后，刘某肝部的各种不适感都一一消失了，脾气也不像原来那样容易动怒了。

听完这个乙肝带菌者的案例故事，肯定有朋友会说："吴老师，既然柚子茶对乙肝病症有如此大的好处，我也想试一试，那这款茶究竟如何泡制呢？是不是流程很复杂呀？"其实，柚子茶的泡制方法相当简单，其具体步骤是：先挑选表面洁净、光泽、质地均匀致密、气味清香的柚子皮，剥去其青黄色的表皮，然后将柚子皮像"棉絮"一样的内层放在开水中泡10分钟，捞出后再用清水泡一晚上，第二天早晨把柚子皮捞起，挤干水分，晒干备用。每次制作柚子茶时，取柚子皮6～9克放入锅中，加适量清水煎煮，另外也可以直接用沸水冲泡代茶饮用。

中医认为，柚子皮性平、味辛甘，具有消食、化痰、行气、理气、疏散肝气等功效，所以经常喝柚皮茶不仅可以改善乙肝病人肝气郁结导致的烦躁易怒情绪，而且可有效缓解乙肝病人肝部胀闷、两胁疼痛等症状。

总之，茶中含有很多对人体有益的物质成分，有助于乙肝病人及乙肝病毒携带者的治疗调理，所以乙肝病毒携带者在进行正规治疗的同时，可以配合饮用一些药茶，以增强病症的疗效，缓解病人身体的各种不适感。但是，喝茶只能防病却无法代替专业治疗，一定要积极配合正规医院的治疗方案。下面我推荐几款适合乙肝病人饮用的茶方。

乙肝病菌携带者三杯茶

◇1. 五味子红枣冰糖茶

【原料】五味子10～20克，红枣（去核）5～10枚，冰糖适量。

【制法】将五味子、红枣洗净，同冰糖一起放入锅中，加水煎煮，去渣取汁。

【用法】代茶饮用。

【功效】滋养肝肾、降低转氨酶。

【主治】乙肝病人转氨酶升高者及乙肝病毒携带者。

◇2. 茵陈栀子茶

【原料】茵陈20～30克，栀子10克。

【制法】将茵陈、栀子洗净，放入锅中，加水煎煮。

【用法】每日1剂量，分3次服用。

【功效】保肝、利胆、清热退黄。

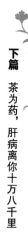

下篇 茶为药，肝病离你十万八千里

241

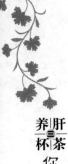

【主治】肝硬化或血清胆红素升高的乙肝患者及乙肝病毒携带者。

◇3. 椰子生地茶

【原料】椰子汁50毫升，鲜生地汁50毫升。

【制法】将生地洗净，榨出自然汁，取50毫升；将椰子汁、生地汁放入杯中，然后向杯中冲500毫升的开水。

【用法】代茶饮用。

【功效】保肝、解毒、清热祛暑、利尿。

【主治】慢性肝炎及乙肝病毒携带者。

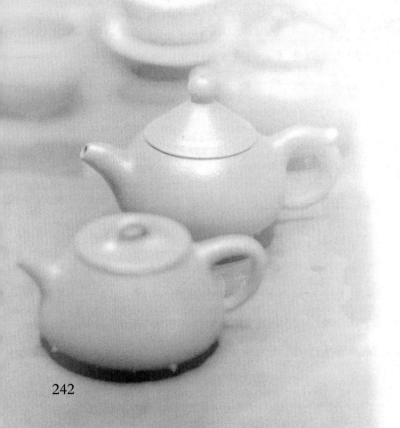

第七节　染上丙肝喝什么茶？

　　读者问：我是一位50多岁的家庭妇女，半年前开始食欲不佳，每天都不想吃饭，有时候强迫自己吃饭，吃了之后就感觉恶心的厉害。2个月前去医院检查，医生说我患了丙型肝炎，目前正在接受医院的正规治疗。以前只听说过乙肝这种病，不知道丙型肝炎是什么病。吴教授，你能否给我讲解一下丙型肝炎与乙肝有什么区别，这种病是否还具有传染性？另外，我听一些患肝炎的病友说喝茶有利于肝病的康复，像我这种患上了丙肝的病人喝什么茶好呢？

　　肝炎是肝脏病症中的常见疾病，通常包括甲、乙、丙三种肝炎，这三种肝炎都严重危害着病人的身体健康，而且很不容易被治愈，然而从发病原因及临床症状来讲，这三种病有着各自不同的特点。

　　首先甲型肝炎主要是经粪——口途径传播的，也就是我们通常所说的消化道传播。比如患病者曾经饮用或食用过被甲肝病人大便污染的水、食物等，另外也有些人因为食用了携带甲肝病毒的泥

蚶、毛蚶、牡蛎、醉蟹等水产品而致病；与甲型肝炎相比，乙型肝炎的传播途径比较复杂，输血传播、医源性传播、母婴传播、性接触传播等途径都可导致乙肝病毒传染；丙型肝炎与乙型肝炎的传播途径较为相似，主要通过血液传播，另外母婴、日常亲密接触、性接触、伤口接触也可导致丙肝病症。起初丙肝病毒只是潜藏在人体中，并没有什么异样的感觉，通常在进入人体2～8周时会发病，但丙肝的早期症状并不明显。丙肝又可分为急、慢性两种，急性丙肝的症状较轻，通常会出现疲劳、乏力、食欲不佳等症状，部分病人还会伴有腹胀、恶心、低热、轻度肝大等现象，但较少出现黄疸；如果急性患者体内的病毒在6个月内没有转阴，则会转为慢性丙肝，此时可能会出现腹痛、肝区疼痛等症。与乙肝相比，丙肝的症状虽然比较轻微，但如果不及时进行治疗，有可能会发展为肝硬化、肝癌等病症。

以上是对甲、乙、丙三种肝炎的简单介绍，并着重介绍了丙肝的特点及主要症状。在临床治疗中，丙肝严重危害着我们的身心健康，而且很难被彻底治愈。所以，要想减轻丙肝对身体的伤害，病人在接受医院正规治疗期间，可以配合饮食进行治疗，以达到事半功倍的效果。比如，丙肝患者尽量少吃肥甘油腻的食物，并且要严禁烟酒，因为酒精的主要成分是乙醇，乙醇会直接杀死肝细胞。另外，乙醇的代谢需要在肝脏进行，并分解为对肝脏危害极大的乙酸。要知道，丙肝病人的肝脏已经被病毒严重破坏，如果再饮酒，则会加速肝硬化的发生。丙肝病人要严格控制体重，少吃奶酪、黄油、坚果、甜点、肥肉等油脂类高的食物。尤其在丙肝急性发作期，更要清淡饮食，禁吃甲鱼汤、人参等滋补食品。

不仅食疗对丙肝病人的治疗有一定的帮助，适当饮茶也有助于丙肝病症的康复。据某国外媒体报道，德国汉诺威医学院研究发现，从绿茶中可以提取一种叫做表没食子儿茶素没食子酸酯（EGCG）的物质成分，这种物质具有极强的抗病毒作用，能够防止肝脏移植后丙肝病毒的感染。所以，对于丙肝病人来说，要想减少病毒对肝脏的伤害，平时可以多喝绿茶。绿茶是最为常见的茶品，泡制方法也非常简单，在这里我就不再详细介绍绿茶的具体饮用方法了。

除传统意义上的茶品绿茶外，我们中国人还喜欢拿中草药来泡茶喝，其实这类茶对丙肝患者的治疗也有一定的好处。比如中药里的柴胡、甘草、决明子、五味子等都具有疏肝理气、清热解毒等功效，如将这些药材搭配饮用，可减少丙肝病毒对肝脏的伤害。为方便患者朋友饮用，我给大家推荐几款适合丙肝病人饮用的茶方。

丙肝保健三杯茶

◇1. 山楂五味子茶

【原料】山楂50克，五味子30克，白糖30克。

【制法】将山楂、五味子洗净，加水煎煮；去渣取汁，再次煎煮；将两次的药液混合均匀，调入白糖。

【用法】代茶饮用，每日一剂。

【功效】补益肝肾、活血化瘀、收敛降酶。

【主治】乙肝、丙肝等病毒性肝炎等。

◇2. 乌梅益肝茶

【原料】乌梅40～50克。

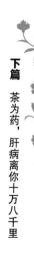

下篇　茶为药，肝病离你十万八千里

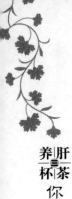

【制法】将乌梅洗净，放入锅中，加水500毫升，煎煮至250毫升。

【用法】代茶饮用。

【功效】保肝、抗炎。

【主治】乙肝、丙肝等病毒性肝炎。

◇3. 垂盆草茶

【原料】垂盆草（鲜）30克。

【制法】将新鲜的垂盆草洗净，用凉开水淋洗，之后砸烂去汁。

【用法】代茶饮用。

【功效】清热、解毒、利湿。

【主治】乙肝、丙肝等病毒性肝炎。

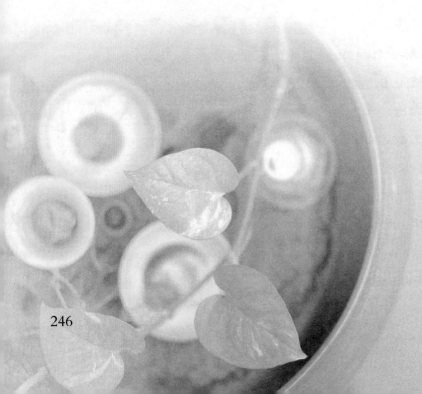

第十章　一生二，二生三，三生健康
——肝病回春三杯茶

第一节　灵芝加甘草，肝的敌人少又少

读者问：我曾看到这样一句话："胃是喇叭，肝是哑巴"。意思是说，胃部如果有什么问题，就会很快用胃胀、胃疼之类的形式表现出来，但肝脏是人体中唯一没有痛感神经的器官，无论如何劳累，甚至有了病变，也不会"叫苦叫痛"。吴教授，既然肝脏是"任劳任怨"的器官，我们如何来保护肝脏才好呢？

"胃是喇叭，肝是哑巴。"这句话对肝和胃的特点描述的非常形象。关于肝脏的重要性，我们最常听到的一句话就是：肝好，一切都好；肝不好，未老先倒。确实，肝脏是非常重要的器官，人体中大部分的糖、脂肪、蛋白质的新陈代谢，以及有毒物质的转

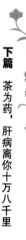

化，都要通过肝脏来完成，中医将肝脏的这一功能称之为"肝主疏泄"。由于肝脏主要负责整个人体气血的疏通畅达，所以肝脏很容易受到伤害。但由于肝脏自身没有痛感神经，所以当肝出现问题时，我们又不易觉察到。这就导致一个问题，一旦发现肝脏病变，就已经到了比较严重的程度。所以，在日常生活中，我们一定要爱护肝脏，并注重对肝脏的保养。

说到肝脏的日常保健，我首先要推荐的还是茶饮，因为这种方法既便捷、经济，又易于长期坚持，而且治疗效果不错。具体到肝脏的日常保健茶饮方子，我先给大家介绍两味常用的养肝护肝的中药材——灵芝和甘草。

对于灵芝，大家应该都不陌生，在民间传说中，它是具有神秘色彩的"仙草"，比如《白蛇传》中，白娘子为救相公许仙，冒着生命危险去盗取的"仙草"就是灵芝。中医很早就认识到灵芝的药用价值，东汉《神农本草经》中说，灵芝有明目、补肝气、安神、通九窍等功效，并且还特意强调："久食轻身不老，延年神仙。"从西医的角度来说，灵芝对肝脏的保养作用尤为明显。首先，灵芝可促进肝脏对药物、毒物的代谢，帮助肝脏解毒，对于中毒性肝炎有明显的疗效；其次，灵芝可促进肝血正常运行，减轻因气血滞留而对肝脏造成的伤害。

另外，现代医学证明，灵芝能够抑制肝癌细胞的扩散，可有效预防肝癌病症的发生。所以说，灵芝对肝脏极有好处。

说起甘草，大家就更熟悉了，它是一味应用非常广泛的中药，许多中药方剂中都搭配有甘草。中医认为，甘草性平，味甘，归脾、胃、心、肺经，具有补脾益气、润肺止咳、泻火解毒、调和诸药等功效，可以治疗脾虚、咳嗽气喘、咽喉肿痛、痈疮肿毒等。现代医学研究表明，甘草具有抗炎、保肝、抗病毒等功效，临床上绝大多数原因所致的肝损伤与肝功能异常，都可以用甘草来进行调理治疗。

听到这里，可能有朋友说了：吴老师，听您这么说，我们知道甘草和灵芝都对肝脏有好处，可是我们如何进行科学搭配呢？为解决大家的饮茶问题，我推荐一个方便而且护肝效果很不错的茶饮方子——灵芝甘草茶。这款茶的具体配制方法是：取灵芝6克，甘草5克，将以上两味茶料洗净，放入锅中；加水煎汤，煎煮20分钟后去渣取汁饮用。本茶方具有保肝、补虚强身、安神定志等功效，对迁延性肝炎具有显著疗效。

不过，我在这里要提醒大家一句，甘草并不像枸杞、大枣等属于药食两用药材，它只能作为药材来用。另外，甘草的单用效果并不理想，只有同其他药材配伍使用才能够充分发挥其作用，所以不要单独用甘草来制作茶饮。

另外，我再推荐几个常用的茶饮方子，各位朋友可以根据自身状况来选择饮用，以保护我们的肝脏不受伤害。

护肝保肝三杯茶

◇1. 灵芝黄芪茶

【原料】灵芝15克，黄芪15克。

【制法】将灵芝、黄芪洗净，一同放入锅中，加水煎汤，煎煮1小时左右去渣取汁。

【用法】代茶饮用。

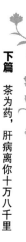

下篇　茶为药，肝病离你十万八千里

【功效】健脾益肾、行气化水。

【主治】脾肾阳虚型肝硬化。

◇2. 麦芽青皮茶

【原料】生麦芽30克，青皮10克。

【制法】将以上2味茶料洗净，放入锅中，加水煎汤，去渣取汁。

【用法】代茶饮用，每日1剂。

【功效】疏肝解郁、理气止痛。

【主治】肝胃不和、胃脘胀痛、嗳气等。

◇3. 茄子叶红糖茶

【原料】茄子叶10克，红糖15克。

【制法】将茄子叶洗净，加水煎汤，去渣取汁，放入红糖调味。

【用法】代茶饮用，每日1剂。

【功效】清热解毒、护肝利胆。

【主治】急性病毒性肝炎。

第二节　龙葵功劳叶茶，抵抗肝癌功劳大

　　读者问：我父亲是肝癌去世的，而且我在医院检查发现，自己的肝脏也不是十分健康。我曾看到一组有关肝病的统计数据，声称我国新增肝癌患者超过40万人，相当于一个县城的人口，这真让人觉得挺可怕的。吴教授，为什么肝癌的发病率会这么高呀？有没有什么茶饮可以预防肝癌呢？我真怕重蹈父亲的悲剧……

　　肝癌是一个很沉重的话题，因为它几乎是肝病的"终极版"，不仅发病率高、而且预后差，严重威胁着人们的身体健康。在前文中我们也说过，由于肝脏没有痛感神经，人们对肝脏的病变不易觉察，很多肝癌患者被发现时，就已经到了肝癌晚期。

　　现代医学证明，乙肝是诱发肝癌的主要原因，大约85%～90%的肝癌患者源于乙肝。我国的慢性乙型肝炎病人很多，而且这个基数越大，肝癌的发病率就会越高。临床上有一个统计，每年大约有3%～6%的乙肝患者转化为肝癌，并且被乙型肝炎病毒感染的时间越长，发生癌变的可能性就越大。

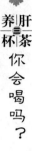

除肝炎病毒感染外，环境污染、食品污染、饮水污染等也是诱发肝癌的主要因素，另外，有些人长期、大量酗酒也很容易对肝脏造成损害。

当然，肝癌虽然可怕，但我们也不能谈虎色变，而应该积极地想办法来对付它。目前，中医也研究出了一些治疗、预防肝癌的验方，而且治疗效果显著，其中有些中药可以当茶饮用，下面给大家介绍一种常用的龙葵功劳叶茶。

龙葵又名苦葵、苦菜、山辣椒，是一种常用的中药材。龙葵在很多地方都有生长，全株可入药，具有清热、解毒、活血、消肿等功效。现代医学证明，龙葵中所含的生物碱对肝损伤有显著的修复作用。另外，龙葵中含有丰富的营养，它的果实和叶子均可食用，但因叶子含有大量生物碱，所以不能生食，需要炒熟或用开水焯烫，解除毒素后才能食用。

功劳叶，是冬青科植物枸骨的叶子。中医名著《本经逢原》最早对功劳叶有记载，并且这本书中将"十大功劳"记做"枸骨"的俗名，所以，后来的中草药书中将枸骨叶称为"功劳叶"。

中医认为，功劳叶入肝、肾经，具有清虚热、益肝肾、祛风湿等效用。现代医学证明，功劳叶中所含的生物碱等物质对癌细胞有明显的抑制作用，所以临床上常用它来治疗肝癌及各类癌症。

在肝癌的中医治疗中，有一个经典验方叫龙葵功劳叶茶，其主要配方是：准备龙葵60克、功劳叶30克，将龙葵、功劳叶洗净，加水煎煮，去渣取汁，代茶饮用。本茶方具有清热解毒、保护肝脏、消肿抗癌等功效，对肝癌病症具有良好的辅助治疗作用。

除龙葵功劳叶茶外，中医还发现了许多对肝癌有良好疗效的中草药，下面再推荐几种常用的茶饮验方，以方便肝癌病人进行辅助治疗。

保肝抗癌三杯茶

◇**1. 茵陈红糖茶**

【原料】茵陈15克，红糖60克。

【制法】将以上2味茶料放入锅中，加水煎汤，去渣取汁。

【用法】代茶饮服。

【功效】清热解毒、退黄、利湿。

【主治】肝癌黄疸。

◇**2. 参枣抗癌茶**

【原料】党参15克，红枣15克。

【制法】将党参、红枣洗净，放入锅中，加水煎汤，去渣取汁。

【用法】代茶饮用，最后将枣吃掉。

【功效】健脾和胃、护肝。

【主治】肝癌引起的脾胃虚弱、食少、倦怠无力、气血不足、心悸、失眠、健忘、面色萎黄等。

◇**3. 三白茶**

【原料】白花蛇舌草150克，白茅根120克，白糖适量。

【制法】将白花蛇舌草、白茅根洗净，同白糖一起放入锅中煎汤，去渣取汁。

【用法】代茶饮用，每日1剂。

【功效】清热解毒、保肝。

【主治】肝癌。

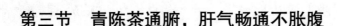

第三节　青陈茶通腑，肝气畅通不胀腹

　　读者问：我的一个老友，最近遇到一些烦心事，情绪一直不好。当然，我也尽可能地开导她，但是效果好像不太好。现在她不光是心里烦，连身体也出毛病了，失眠、头痛，吃饭也受影响。吃不多也就罢了，还胃胀，整个人都憔悴了。她去看医生，大夫说是肝气郁结引起的。吴教授，我知道老话说"气伤肝"，长时间的不良情绪会引起肝气不畅，但为什么还会导致肠胃不舒服呢？像这种情况，有没有什么茶饮可以起到辅助治疗的效果？

　　的确，一个人的身体健康状况与情绪有很大关系，而且身体的很多疾病都是由坏情绪引起的，最常见的就是"气伤肝"。从中医的角度讲，过度的愤怒、长期的抑郁等不良情绪都会使肝气横逆上冲，引起肝气郁结，从而出现头痛、头晕等症状。如果这些不良情绪没有得到及时调节，很容易形成恶性循环，引起肝气不畅，肝气不畅又会反过来导致内分泌紊乱和情绪抑郁，引起失眠、记忆力差，脸上长斑、长痘等，有的女性朋友还会出现月经不调。所以，对于情绪问题，大家一定要足够重视。

中医上讲，肝属木，喜欢调达条畅，恶抑郁，所以当人处于气怒、忧虑等情绪状态时，会伤及肝气，导致胸闷、胁肋胀满等症状。由此可见，当一个人感到肠胃胀气、消化不良时，不一定是肠胃出现了问题，而有可能是因为肝气郁结引起的。

那么，有什么方法可以缓解肝气郁结呢？缓解和治疗肝气郁结，最常用的方法是调整情绪，必要的话还要进行药物治疗。不过，咱们今天的主要话题是茶饮疏肝，咱们就来聊一聊具有疏肝解郁功效的茶疗方法。

既然是治疗肝气郁结，就要从疏肝理气入手，当一个人肝气畅通了，那些头痛、腹胀之类的症状自然会随之消失。在这里我首先推荐的茶方是青陈通腑茶，所谓"青"，即青皮，是指橘子的干燥幼果或未成熟果实的果皮，青皮味苦、辛，性温，归肝、胆、胃经，具有疏肝破气，消积化滞等功效；所谓"陈"即陈皮，是指橘子的干燥成熟果皮，和青皮一样，味苦、辛，性温，归肺、脾经，具有理气健脾、燥湿化痰等功效，主要用于治疗脘腹胀满，食少吐泻，咳嗽痰多等病症。青陈通腑茶的具体做法是：准备青皮100克、陈皮200克、蜂蜜适量；然后将陈皮、青皮切成细丝，分成10份，分别装入10个茶包袋中；饮用时取1包放入杯中，沸水冲泡，1分钟后倒掉；再次冲入沸水，焖30分钟，待茶饮晾温后加入适量蜂蜜，搅拌均匀后代茶饮用。本茶方具有疏肝解郁、健脾和胃等功效，可用于治疗肝气不通、腹部胀满、便秘、乳腺小叶增生等病症，长期饮用还可以预防面部黄褐斑。

当然，能够疏通肝气的茶饮方子还有很多，咱们就不再一一介绍了，大家可以参考以下几个比较常用的茶方。

疏肝通气三杯茶

◇1. 猕猴干果茶

【原料】猕猴桃干果60克。

【制法】将猕猴桃干果放入锅中，加水煎煮，去渣取汁。

【用法】代茶饮服。

【功效】清热利水、散瘀活血。

【主治】食欲缺乏、腹部胀满、消化不良等。

◇2. 麦芽山楂茶

【原料】炒麦芽10克，炒山楂片3克，红糖适量。

【制法】将以上3味茶料放入锅中，加水煎汤，去渣取汁。

【用法】代茶饮服。

【功效】和中散瘀、消食下气。

【主治】脘腹胀满、嗳腐吞酸、食后即吐等。

◇3. 荷芷扁曲茶

【原料】鲜荷叶（干品3克）10克，白扁豆10克，半夏曲5克，白芷2克，冰糖适量。

【制法】将荷叶去柄、梗，洗净，沥干，切成细丝；将白扁豆、白芷洗净，泡软，沥干；将除冰糖以外的所有茶料放入纱布袋中，扎紧口，放入茶杯；以适量沸水冲泡，加盖浸泡20分钟，加入适量冰糖。

【用法】代茶饮服。

【功效】疏肝理气、清热解暑、健脾开胃、消食化滞、解毒、化湿。

【主治】肝气不畅、脘腹胀满、消化不良、大便不畅、纳食不佳等病症。

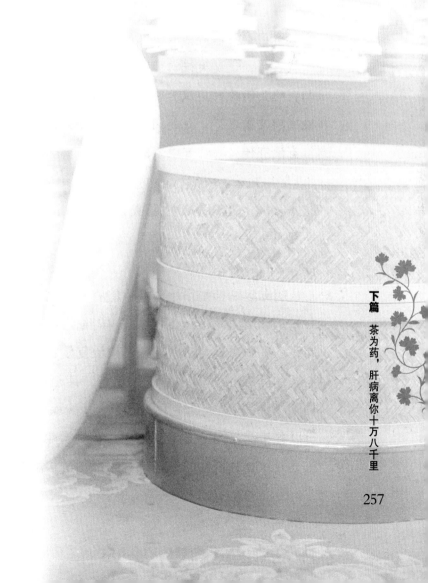

下篇 茶为药，肝病离你十万八千里

第四节　半枝莲药茶，让肝病与你不再藕断丝连

读者问：吴教授，我老家的一个表叔，前几天打电话让我帮忙找医生，说是大概四、五年以前吧，检查出感染了乙肝大三阳，吃了两年的药以后转阴了，后来就没再吃药。可是最近体检发现又复发了。我想问一问，为什么肝病这么难以彻底治愈？有没有什么办法可以预防复发？

慢性肝病，尤其是乙型肝炎，复发率确实很高。为何肝病极容易复发呢？这由多方面的原因所致。首先，不规范用药以及乱用药，容易导致肝病复发。目前临床上用于治疗乙肝的抗病毒药物只能对乙肝病毒起到抑制作用，并不能将其彻底清除，但是有些患者病情好转后就随意停药，或者不再按照使用剂量和疗程的要求用药，导致乙肝病毒重新活跃起来，以致复发；第二个原因是劳累过度，有些患者在治疗期间不注意休息，甚至进行一些超负荷的运动，增加了肝脏负担，而肝病患者的肝脏承受力本来就不如正常人，所以容易引起病情复发；第三，有些男性患者不能遵照医嘱戒酒，也是导致肝病复发的原因。大家都知道，酒进入人体后，是由肝脏来进行分解、代谢的，因此饮酒会加重肝脏负担。另外，酒在肝内氧化后，会形成有害物质乙醛，这种物质直接毒害肝脏，从而诱使肝炎。

那么，对于肝病患者来说，如何来剪断与肝病的藕断丝连关系呢？要想防止肝病复发，除避免以上讲到的几个致病因素外，还可以经常饮用一些具有养肝护肝功效的茶饮，如半枝莲茶。半枝莲，又称之为"赶山鞭"、"瘦黄芩"、"韩信草"等，说到韩信草这个叫法，还有一个美丽的民间传说。

大家都知道，韩信是汉朝的开国大将军。据说韩信小时候父母双亡，他靠卖鱼度日，日子过得相当贫寒。一日，韩信在集市上卖鱼，却被地痞流氓找茬揍了一顿，把他打得起不了床。邻居大妈看韩信可怜，便天天给他送饭照料他，还从田地里挖来一种草药，给他煎汤服用。这种草药还真管用，几天后韩信的身体就恢复了健康。后来，韩信入伍从军，并成为了战功显赫的大将军，有一阵子军中流行疫病，他想起邻居大妈给他治伤时用的草药，便派人采集了一些熬汤分发给士兵们喝。说来也很神奇，在喝完药茶后，疫病果然得到了控制。从此，大家不仅用这种草治疗外伤，而且治疗疫病。大家为纪念韩信，便给这种草命名为"韩信草"，那么，韩信草究竟是什么仙草呢？其实它就是中药里的半枝莲。

中医认为，半枝莲性寒，味酸，具有清热解毒、散瘀止痛、利湿、抗癌等功能，对肝硬化腹水有显著疗效。其具体做法是，准备半枝莲120克，将半枝莲洗净，加水煎汤，去渣取汁代茶饮用，长期饮用可防止肝病复发。除此之外，我这里还有几款可以预防肝病复发的茶方，我也一一推荐给大家饮用。

防肝病复发三杯茶

◇1. 丹参茵陈茶

【原料】丹参30克，茵陈草30克。

【制法】将以上2味茶料研制成粗末，放入茶杯中，以适量沸水冲泡。

【用法】代茶饮用，每日1剂。

【功效】清热利湿、活血化瘀。

【主治】湿热加瘀型肝炎。

◇2. 大黄唐茶

【原料】生大黄15～30克，白糖适量。

【制法】将生大黄放入带盖的杯子中，以50毫升的沸水冲泡，加入白糖并盖盖浸泡。

【用法】代茶饮用，每日1剂，可回冲3～5次，当日饮完。

【功效】清肝胆、除湿热、疏肝行瘀。

【主治】病毒性肝炎、黄疸之阳黄证等。

◇3. 山楂红枣三七茶

【原料】山楂20克，红枣20克，三七粉3克，蜂蜜适量。

【制法】将山楂、红枣洗净，放入锅中；加水煎汤，煎煮20分钟后，加入三七粉，调入适量蜂蜜即可。

【用法】代茶饮用。

【功效】疏肝解郁、活血化瘀、健脾和胃。

【主治】肝脾血瘀型肝硬化。

第五节　肝病小克星——红黑腹皮茶

读者问：我也知道"养肝就是养命"这个道理，但接触到预防治疗肝病的方法都是比较繁琐。现在大家的生活压力、工作压力普遍都很大，那些名目繁多的做法确实不容易。吴老师，我想向您请教的是，能否给大家介绍一些护肝的茶饮方子？最好是能够将各种肝病"拒之门外"的那种，方便大家进行日常保养。

这位朋友说的很是现实，压力大的确会影响一个人的肝脏健康状况。最近，在网上看到一个调侃的段子，说是希望天空飘来五个字——那都不是事。然而每当我们焦头烂额之际，只要一抬头，天空也会飘来五个字，定睛一看，写的却是——哪哪都是事。

虽然是调侃，但也切合现实生活。如今的社会状态是，工作忙、物价高、人际关系不好处，各种问题活生生地摆在面前，难免使人焦躁、忧虑，这些不良情绪都会直接影响我们肝脏的健康。《黄帝内经》中说："肝者，将军之官，谋虑出焉。"这句话告诉

我们，肝脏是主谋虑的，一个人的聪明才智能否充分地发挥出来，就要看他的肝气、肝血是否充足。如果一个人肝气、肝血充足，就会做事踏实，性格稳重；反之，如果一个人肝血虚，则容易动肝火，表现为情绪烦躁、易怒。为什么会动肝火？就是因为谋虑不足，想问题想不明白。所以，我们要想生活的更幸福，就要保护好自己的肝脏。

那如何来保护我们的肝脏呢？首先给大家推荐一个能够预防、治疗肝硬化、肝腹水的茶饮方子——红黑腹皮茶。以前我们讲到的茶方，有很多一说名字大家就知道是怎么回事了，但这个"红黑腹皮茶"就不是能够望文生义的了。在这里，需要我给大家详细解释一下。

红黑腹皮茶中所谓的"红"，是指水红花子，它是一味常用中药材。《药材学》中记载：水红花子性平，味甘，入肝、胃、脾三经，有化痞散结、清热止痛等功效，可用于治疗痞块腹胀、肝脾肿大、颈淋巴结核、胃痛等病症；所谓"黑"，是指中药"黑丑，这个名字大家听起来比较陌生，但要是说牵牛花应该每个人都见过，"黑丑"就是牵牛花的黑色种子。中医认为，黑丑性寒、味苦、有毒，具有泻水通便、消痰涤饮、杀虫攻积等功效，可用于治疗水肿、腹泻、小便不利、痰饮积聚、气逆喘咳等病症；而所谓"腹皮"，是指中药里的大腹皮，它常和水红花子配伍使用。中医认为，大腹皮性辛、微温，入脾、胃、大肠、小肠经，具有下气宽中，利尿消肿的功效，多用于肝硬化腹水、肾病水肿等病症。

红黑腹皮茶的原料组成及功效给大家介绍完了，现在我再给大家讲一讲这款茶的具体饮用方法。首先取水红花子15克、大腹皮12克、黑丑9克；然后将以上3味茶料洗净，放入锅中；加水煎汤，去渣取汁代茶饮用。本茶方具有消肿利水、消瘀破积等功效，不仅可以预防各种肝病，而且对肝腹水、肝硬化等比较严重的肝病有辅助治疗作用。

需要提醒大家注意的是，红黑腹皮茶中的"黑丑"具有一定的毒性，服用时一定要严格按量，不可多服；另外，牵牛花的种子也有白色的，又叫"白丑"，但现在一般不再严格区分了，因为二者的药用效果是一样的。除此之外，再给大家推荐几款治疗肝病的茶方，这些茶方可都是各种肝病的小克星。

护肝防病三杯茶

◇1. 茵陈茅术茶

【原料】茵陈蒿30克，茅术15克，砂糖适量。

【制法】将茵陈蒿、茅术洗净；放入锅中，加水煎汤，去渣取汁，加入适量冰糖调味。

【用法】代茶饮服。

【功效】清热、退黄、利湿等功效。

【主治】黄疸型传染性肝炎。

◇2. 蒜乌茶

【原料】松萝茶9克，独头蒜10枚，乌鱼1尾（大约250克）。

【制法】将乌鱼去肠洗净，将茶叶、大蒜放入鱼腹中；将鱼放入瓦锅，加水煎煮至肉熟。

【用法】饮汤吃鱼，忌盐、醋7日。

【功效】化瘀解毒、健脾和胃，利水消肿等功效。

【主治】肝硬化腹水。

◇3. 板蓝根茶

【原料】板蓝根18克。

【制法】将板蓝根研制成粗末，放入杯中，沸水冲泡。

【用法】代茶饮用。

【功效】清热解毒、保护肝脏等功效。

【主治】肝病流行期的传染。

第六节　肝病回春术——柳枝白糖茶

　　读者问：记得有一次周末和家人去郊外踏青，见有人在采摘柳枝。说实话，我当时觉得这种行为挺不文明的，但看那人文质彬彬，也不像素质低的人。我就假装好奇问他采柳枝干吗，想借此婉转地阻止他。结果我一问，他就显得挺不好意思的，说是家人得了肝炎，听说了一个偏方，用柳枝煎茶可以治疗肝病，就想试试。吴教授，真的有这么一个偏方吗，用柳枝煎茶就能治疗肝病？这也太简单了吧，这么简单的方子能有效果吗？

　　没错，你所看到和所听到的并非虚妄。人生就是这样神奇，你的这次奇遇无意中打开了一扇中医之门。现在就让我们走进这扇门，看看祖国医学的伟大。

　　可能有很多人都不相信柳枝也可以治疗疾病，因为它太常见了，常见得我们都难以相信它竟然可以入药。然而，柳枝确实有很高的药用价值，而且中医治疗中很早就发现了柳枝的药用价值。比如，我国医学名著《本草纲目》中就有关于柳枝的记载："去风，止

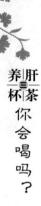

痛消肿。"中医认为，柳枝味苦，性凉，无毒，有祛风、利尿、止痛、消肿等功效，可治疗风湿痹痛、小便不通、淋病、烧伤、肝炎等。比如，曾有医生用柳枝熬茶给急性黄疸型肝炎病人饮用，发现患者饮用后上腹堵闷症状减轻，而且食欲也明显改善。其具体方法是，取新鲜嫩柳枝100克，白糖适量；将柳枝洗净，切成小段放入锅中，加水煎煮，去渣取汁；加入适量白糖调味，分两次饮用，每日1剂。

其实，柳枝不仅可以单独煎茶，也可以和山楂、山药搭配煎煮，制作成两山柳枝茶。这款茶具有健脾益胃、利尿退黄、止痛等效果，可用于治疗急性肝炎。在这里，我详细给大家介绍一下两山柳枝茶的具体制作方法：准备山楂10克，山药10克，带叶的新鲜柳枝90克；将柳枝洗净、切碎，与山楂、山药一同放入砂锅中，加水煎煮，去渣取汁，一般可以煎煮2~3次，最后还可以把山药和山楂吃掉。

最后，再给大家提供几个养肝的茶饮方子，这些方子简单易做，而且治疗效果良好，大家可以从中选择饮用。

养肝回春三杯茶

◇1. 虫笋葫芦茶

【原料】虫笋（淡竹笋被虫蛀后的带虫笋干）10克，葫芦10克。

【制法】将以上2味茶料洗净，加水煎汤，去渣取汁。

【用法】代茶空腹饮用，每日1剂。

【功效】消肿、利水。

【主治】肝硬化早期。

◇2. 莲蒲茶

【原料】半枝莲120克，蒲公英30克。

【制法】将以上2味茶料洗净，放入锅中加水煎煮；煮沸20分钟后去渣取汁。

【用法】代茶饮用，每日1剂。

【功效】清热解毒、消肿抗癌。

【主治】食道癌、肝癌等。

◇3. 龙雾茶

【原料】龙雾茶8克。

【制法】将龙雾茶放入杯中，以沸水冲泡，浸泡5分钟。

【用法】代茶饮用，每日1剂。

【功效】养肝、抗癌。

【主治】肝癌、胃癌等。

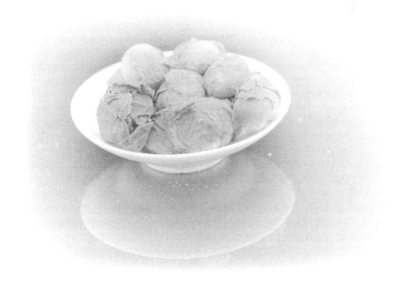

下篇　茶为药，肝病离你十万八千里